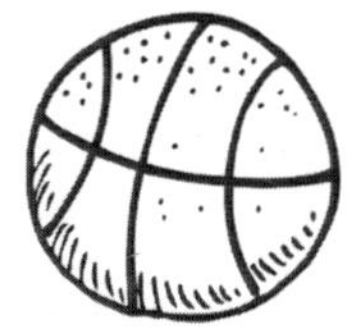

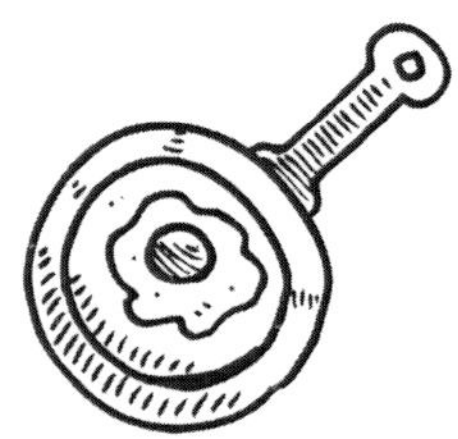

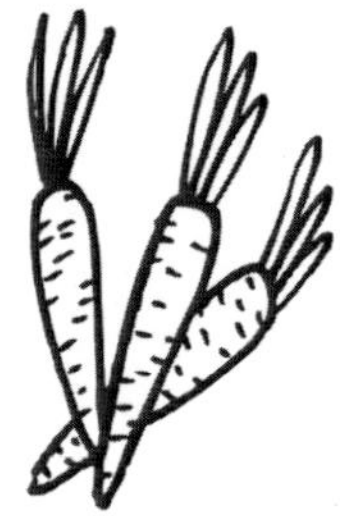

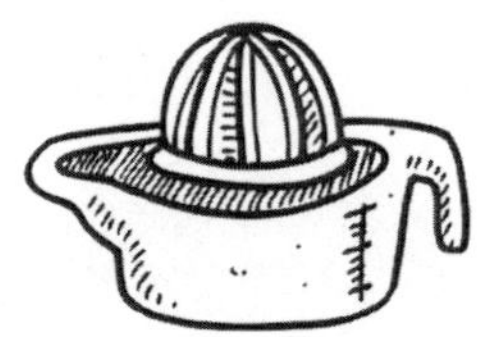

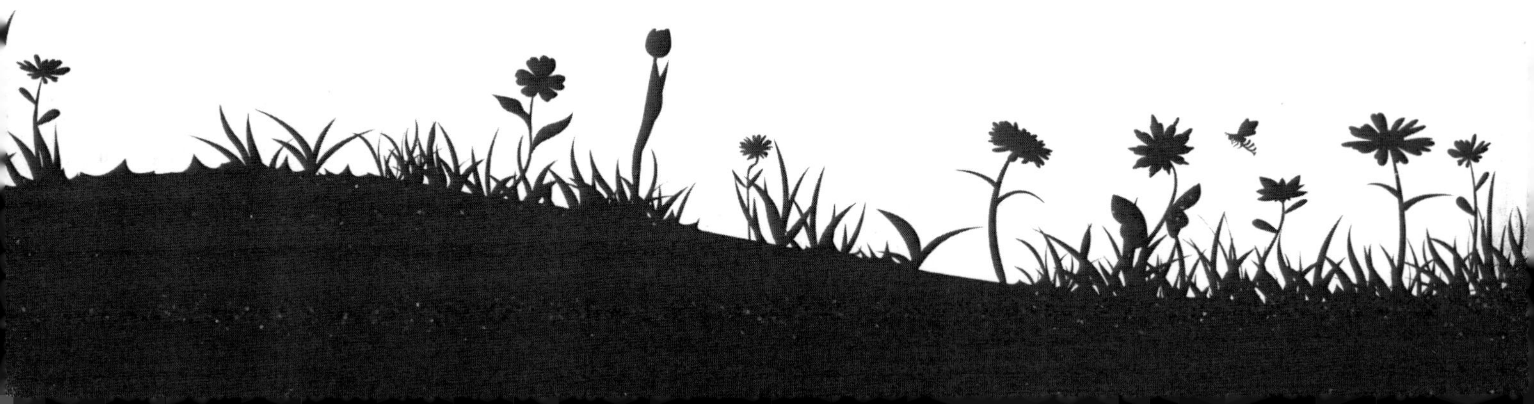

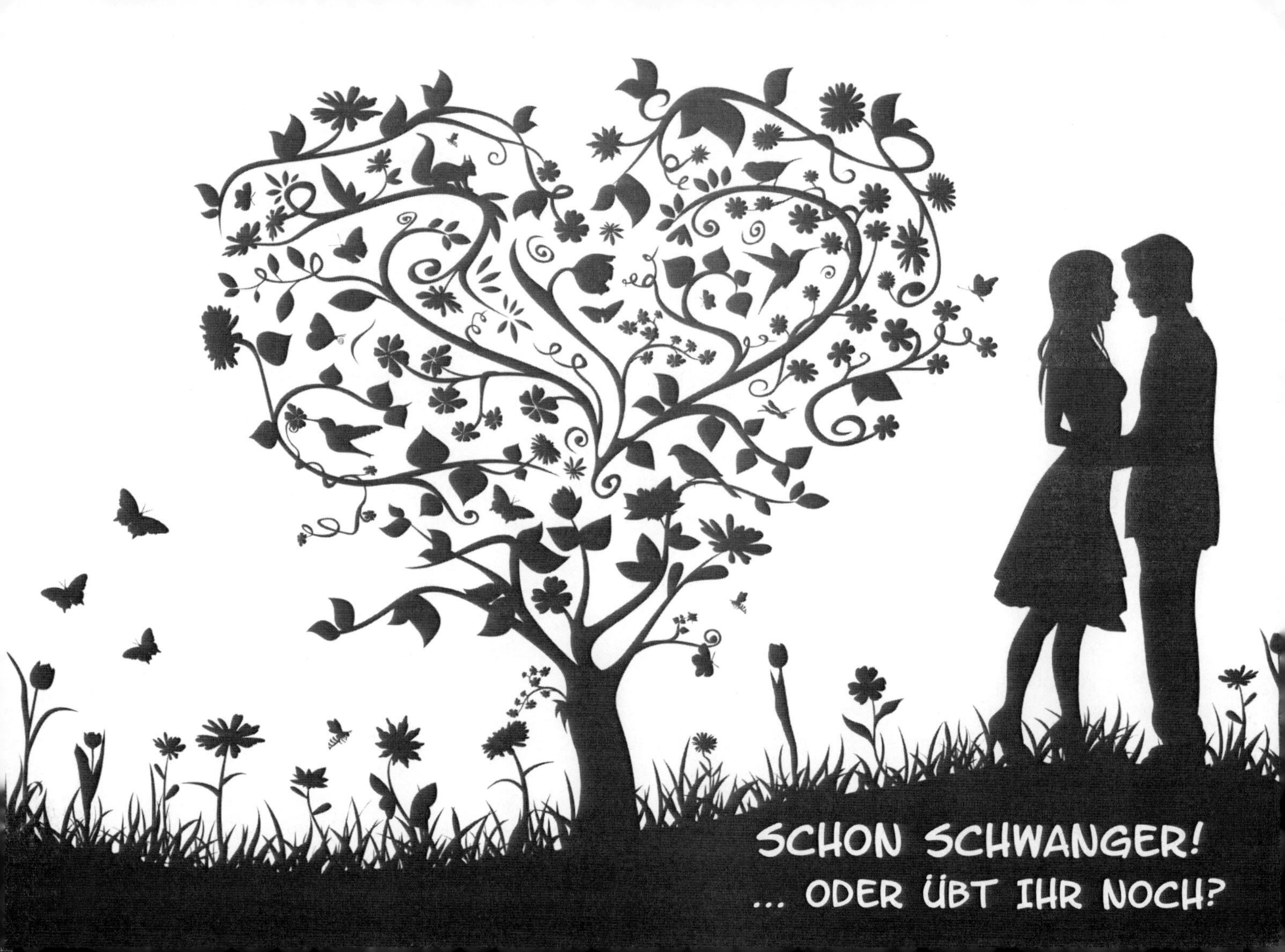
SCHON SCHWANGER!
... ODER ÜBT IHR NOCH?

## WENN ES NICHT GLEICH KLAPPT ...

Leider wird nicht jede Frau, die sich das wünscht, ruckzuck schwanger. Manchmal dauert es eine ganze Weile, bis sich die ersehnte Schwangerschaft einstellt.

Viele Faktoren haben einen Einfluss auf die **Fruchtbarkeit**, unter anderem

- das Alter,
- die Gesundheit bzw. die des Partners,
- das Körpergewicht,
- die Ernährung bzw. die des Partners,
- die innere Einstellung zum Thema Kind,
- die eigene Lebenslust.

Um deinen **Zyklus** und deine Fruchtbarkeit genauer unter die Lupe nehmen zu können, musst du nicht gleich zum Arzt. Mit einfachen Mitteln kannst du feststellen, ob du

- einen Eisprung hast und
- die Gelbkörperphase lang genug ist, um die Einnistung einer befruchteten Eizelle möglich zu machen.

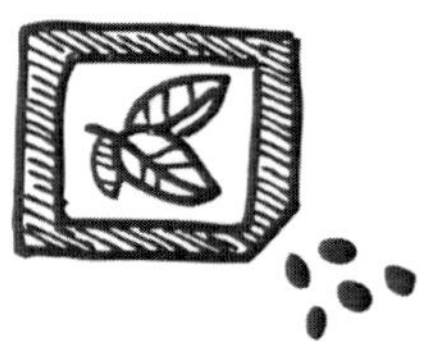

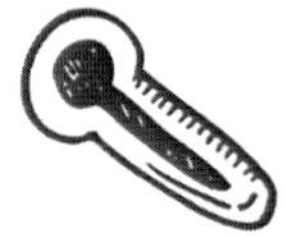

Dazu misst du einen oder mehrere Zyklen lang deine **Aufwachtemperatur** (am besten im Mund, im After oder in der Scheide).

Außerdem beobachtest du, an welchen Tagen Schleim am Papier ist, wenn du dich auf der Toilette sauber machst.

Kurz vor dem **Eisprung** produzierst du den meisten dünnflüssigen (spinnbaren) Schleim. Er macht, dass die Spermien gute Chancen haben, den Aufstieg bis zum Ei zu schaffen. Zum Eisprung steigt die Temperatur deutlich und für mehrere Tage an. Daran, in Kombination mit dem Schleim, erkennst du den Eisprung.

Für einen fruchtbaren Zyklus muss die Temperaturhochlage (die Zeit ab Temperaturanstieg bis zum Einsetzen der Regel), die der Gelbkörperphase entspricht, **mindestens 10 Tage** betragen.

Deine Beobachtungen kannst du zyklusweise in einer Zykluskurve notieren. Es gibt auch spezielle Zykluscomputer oder (Handy-)Software zur Zyklus-Auswertung.

Mein Kinderwunsch ist auf einer Skala von 1 bis 10 (1 = eilt nicht, 10 = sofort bitte) momentan so dringend:

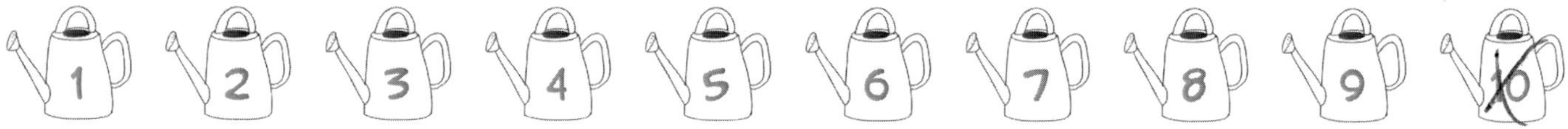


Ich denke, folgende Faktoren verhindern bei mir möglicherweise, dass ich schwanger werde:

zu wenig Schlaf
falsch berechneter Eisprung
zu wenig Jod

Dagegen unternehme ich Folgendes:

- mehr Schlaf
- Eisprung App mit 2 Varianten
- Algen

*So geht es mir mit meinem bisher unerfüllten Kinderwunsch:*

DEIN PLATZ FÜR HOFFNUNG UND FRUST

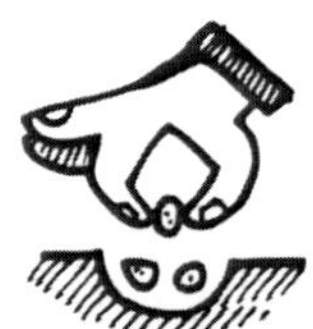

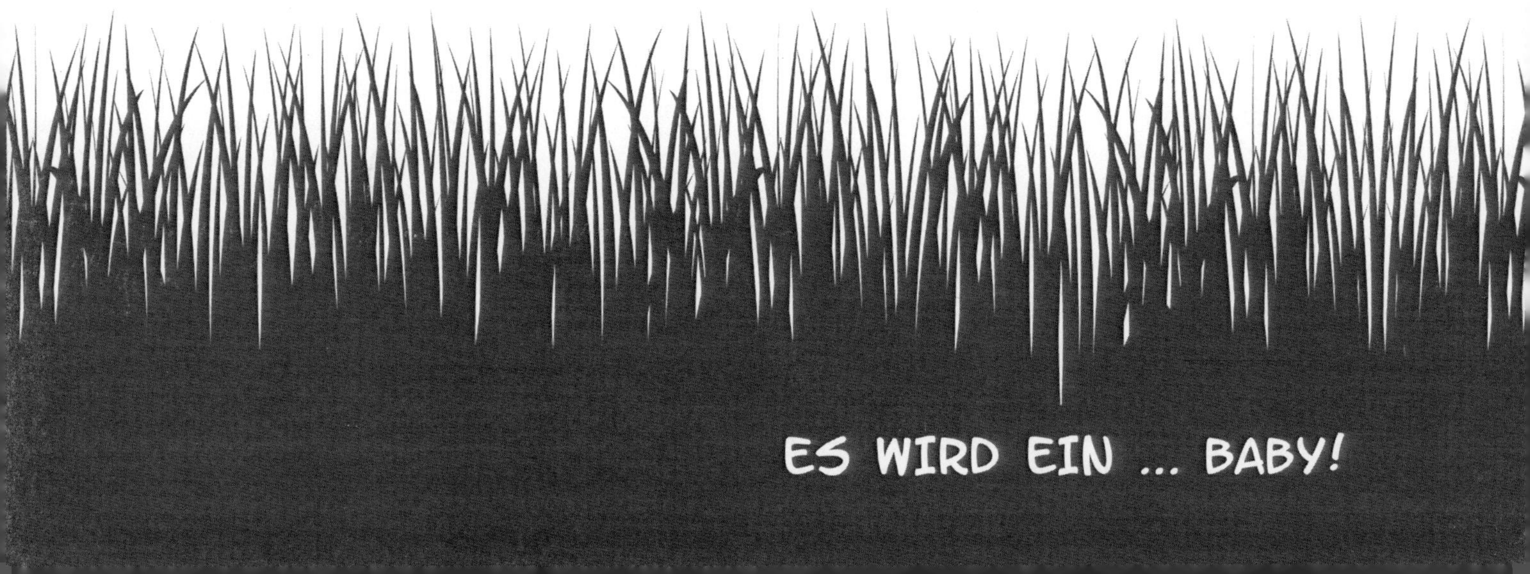
ES WIRD EIN ... BABY!

## SCHWANGERSCHAFTSDAUER UND ENTBINDUNGSTERMIN

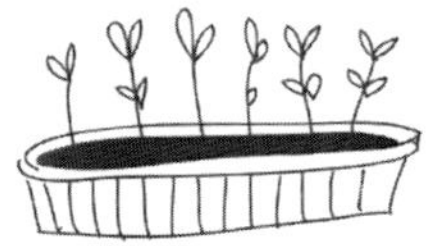

Im Schnitt dauert eine Schwangerschaft 40 Wochen (im Folgenden wird Schwangerschaftswoche als SSW abgekürzt).

Ab dem ersten Tag der letzten Regel zählt man also 40 Wochen ab und der Tag, den man dann erreicht, gilt als der **errechnete Entbindungstermin** („ET“ abgekürzt).

Nur weiß das Baby leider nichts vom festgelegten Auszugstermin. Es hat allerdings selbst eine innere Uhr und vollzieht seinen Auszug normalerweise im Zeitraum von zwei Wochen vor bis zwei Wochen nach dem errechneten Termin, also zwischen der 38. und der 42. SSW.

Der „ET“ ist also ein mehr oder weniger **willkürlich festgelegter Wert** innerhalb der infrage kommenden sechs Wochen des möglichen Entbindungszeitraums.

Genauer als der erste Tag der letzten Regel ist für die Berechnung eines Geburtstermins der **Tag der Zeugung**, so man ihn denn kennt. Der Eisprung kann nämlich auch einmal Tage, oder seltener Wochen, später als die durchschnittlichen 14 Tage nach Beginn der letzten Regel stattfinden. Aber selbst dann ist es nicht ungewöhnlich, dass der Termin verstreicht und kein Auszug in Sicht ist.

**Hier ist Geduld gefragt.**

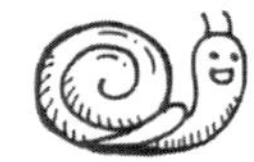

Bist du gesund und gut ernährt, wird dein Körper Wehen produzieren, wenn der richtige Zeitpunkt dafür gekommen ist. Beispielsweise scheinen aber Frauen mit Übergewicht eher längere Tragzeiten haben.

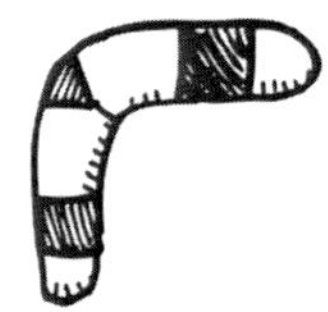

**Wünscht man sich einen natürlichen Geburtsverlauf, sollte man von Einleitungsexperimenten mit künstlichen Hormonen, aber auch von natürlich klingenden Mitteln wie Rizinus (sog. Hebammencocktail) absehen.**

Bei all diesen Dingen lässt sich nicht klar vorhersagen, wie genau dein Körper in dem jeweiligen Moment darauf reagiert.

Ich habe das erste Mal vermutet, dass ich schwanger sein könnte, als meine Regel ausblieb

Das war am ______________________ .

Einen positiven Schwangerschaftstest hatte ich am ______________________ .

Den habe ich gemacht, als ______________________

Meine erste Reaktion war: ______________________

Als Erstes vom Ergebnis erfahren hat/haben: ______________________

## Der voraussichtliche Entbindungstermin (**ET**) meines Babys

Der erste Tag der letzten Regel war der 30.11.16 ______________________ .

Vierzig Wochen dazu gerechnet ergibt als **ET** den ______________________ .

Gezeugt haben wir das Kind vermutlich am ______________________ .

38 Wochen dazu gezählt, ergibt als **ET** den ______________________ .

Das Baby wird also voraussichtlich zwischen dem (**ET**-14 Tage) ______________________

und dem (**ET**+14 Tage) ______________________ zur Welt kommen.

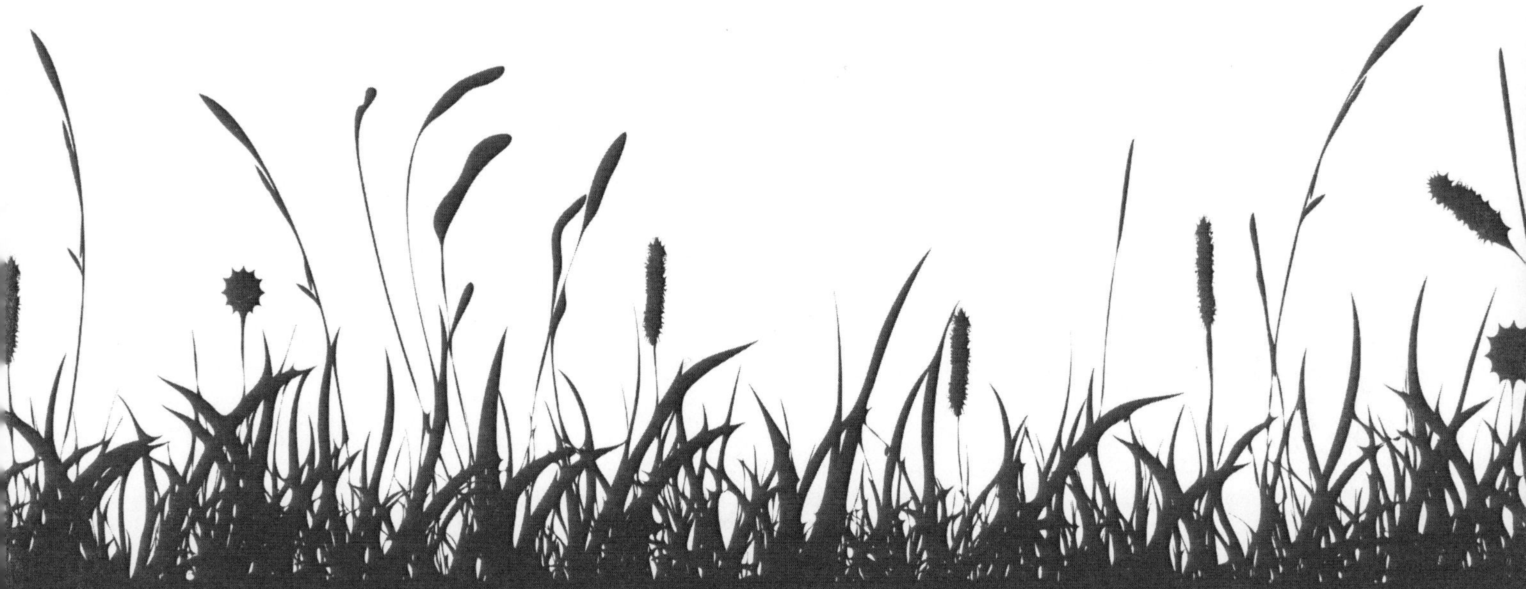

# DIE ERSTEN 12 SCHWANGERSCHAFTSWOCHEN

# HORMONE UND GEFÜHLE

Eine Schwangerschaft bedeutet für den Körper eine große Umstellung.

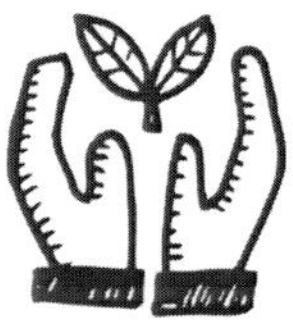

Spezielle **Hormone** sorgen dafür, dass er auf schwanger programmiert wird. Sie bewirken aber auch, dass du dich jetzt emotional oft ganz schön aus der Bahn geworfen fühlst.

Dein Partner benimmt sich unausstehlich, die Welt um dich herum ist rau und unsensibel, Ängste treiben dich um ...

Schieb es auf die Hormone und versuche, deine **Seele** mit schönen Dingen wieder in das jetzt so empfindliche Gleichgewicht zu bringen: ein **Spaziergang** in der Natur, das Betrachten einer **Blume**, **Sonnenlicht** auf der Haut, ein Tänzchen unter freiem **Himmel** – es sind die kleinen Dinge, die einen großen Unterschied machen können.

Probier aus, was dir hilft, dich selbst und das Leben in dir zu fühlen und dein **Gleichgewicht** wiederzuerlangen, falls du es verloren hast.

# So geht es mir

Datum: ______________________ / __________ SSW

Besonderen Appetit habe ich auf:

Folgende Gerüche/Geschmacksrichtungen mag ich gar nicht:

Das genieße ich / koche ich mir:

So halte ich mich fit:

# So geht es mir

Datum: ______________________ / __________ SSW

Besonderen Appetit habe ich auf:

Folgende Gerüche/Geschmacksrichtungen mag ich gar nicht:

Das genieße ich / koche ich mir:

So halte ich mich fit:

# So geht es mir

Datum: ______________________ / __________ SSW

Besonderen Appetit habe ich auf: ______________________

Folgende Gerüche/Geschmacksrichtungen mag ich gar nicht: ______________________

Das genieße ich / koche ich mir: ______________________

So halte ich mich fit: ______________________

## ERSTE HILFE BEI ÜBELKEIT

Die eine erwischt es gar nicht oder nur ganz leicht, eine andere kann kaum noch etwas Essen bei sich behalten.

Zum Glück gibt es bewährte **Tricks**, der **Übelkeit in der Frühschwangerschaft** ein Schnippchen zu schlagen:

- regelmäßig und häufig **kleine Mahlzeiten** einnehmen, am besten vor dem Aufstehen beginnen
- **Zitronenduft**
- **Ingwer** (z.B. als Tee)

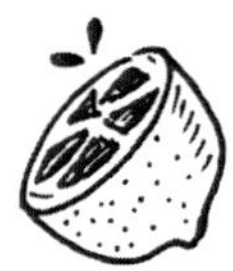

- **Vitamin B6**-haltige Lebensmittel (z.B. Rinderleber und -niere, Makrele, Kartoffel) oder in Tablettenform
- **Magnesium** (aus Lebensmitteln oder in Tablettenform)
- **Stress** reduzieren
- möglichst **ausschlafen**

Tröstlich ist, dass die lästige Übelkeit in den allermeisten Fällen vor der 20. SSW wieder verschwunden ist.

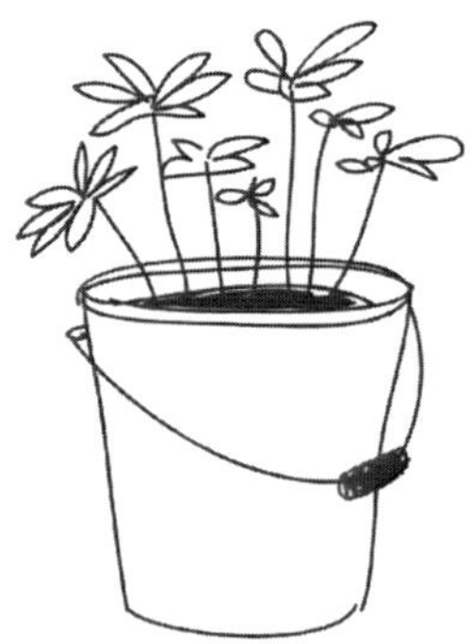

# Auch mich hat die Schwangerschaftsübelkeit erwischt!

So übel geht's mir: ____________________

____________________

____________________

____________________

Das hilft mir gegen die Übelkeit: ____________________

____________________

____________________

____________________

# Es ist geschafft! Und endlich vorbei.

Die Übelkeit dauerte bei mir ungefähr von ____________ bis ____________ .

# SCHWANGERENVORSORGE

Die offizielle Schwangerenvorsorge folgt einem festgelegten Schema, welche **Untersuchungen** in der wievielten Schwangerschaftswoche bei jeder Schwangeren durchgeführt werden sollen und welche Kriterien dazu geeignet sind, eine Frau als „Risikoschwangere" einzustufen mit der Folge zusätzlicher Untersuchungen.

Allerdings schreibt niemand einer Schwangeren vor, an den Untersuchungen teilzunehmen. Du kannst also selbst wählen, was du möchtest. Das volle Programm beim **Frauenarzt**, oder vielleicht frauenärztliche Begleitung im Wechsel mit einer **Hebamme**.

Auch die hauptsächliche Betreuung durch eine Hebamme mit Verzicht auf Ultraschallbilder oder nur der Ultraschall beim Arzt: alles ist möglich. Du kannst dir bestimmte Untersuchungen aussuchen, die dir wichtig erscheinen, oder auf sämtliche Untersuchungen verzichten und dich selbst beobachten. Dein Baby wächst in dir, und je besser du dich um dich selbst kümmerst, desto seltener wirst du irgendeine Hilfe nötig haben.

Vorsorgeuntersuchungen dienen dem Erkennen, wann evtl. Hilfe sinnvoll ist, falls du es nicht selber merkst. Dass so eine Situation gar nicht erst eintritt, dafür kannst du selbst am besten sorgen: Lerne, in dich **hineinzuspüren**, deinen Körper wahrzunehmen und zu fühlen, wie es ihm geht. Auch wenn du zu einer offiziellen Vorsorge gehst, solltest du innerlich nicht die gesamte Verantwortung für deine Schwangerschaft an die Hebamme oder den Arzt übertragen sehen.

Werde **selbst aktiv**, finde heraus, was dir gut tut, und bereite dich dabei mental und körperlich auf die Geburt vor. Wie das in der Praxis aussieht, gestaltest du dabei ganz nach deinen Bedürfnissen. Brauchst du Entspannung und Ruhe, dann gönnst du dir vielleicht regelmäßig Massagen oder einen Mittagsschlaf. Möchtest du dazu deinen Körper beweglich und fit halten, gehst du vielleicht spazieren, schwimmen oder zum Yoga. Ist deine Körperhaltung schief oder liegt dein Baby auch zum Ende hin in einer für die Geburt noch nicht optimalen Position, helfen vielleicht Besuche beim Osteopathen, deinen Körper wieder besser ins Lot zu bringen.

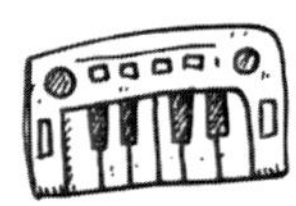

Wie auch immer deine **individuelle Pflege** aussehen mag: Gönne dir und deinem Baby, was wirklich gut für euch ist!

Ich möchte mich in der Schwangerschaft wie folgt betreuen lassen: ______

______

______

______

Folgende Untersuchungen sind mir wichtig: ______

______

Auf Folgendes möchte ich lieber verzichten: ______

______

Meine Hebamme ist: ______ Tel.: ______

Meine Hebamme im Vertretungsfall ist: ______ Tel.: ______

Mein Arzt ist: ______ Tel.: ______

Mein Arzt im Vertretungsfall ist: ______ Tel.: ______

## ULTRASCHALL

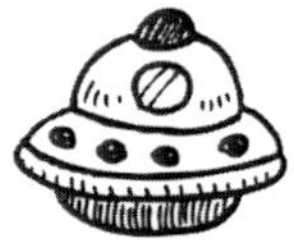

Ultraschall ist bis heute in seiner Unbedenklichkeit für das ungeborene Leben nicht unumstritten.

Vorsichtshalber sollte man sein Kind dem Ultraschall **so wenig wie möglich** und nur so viel wie unbedingt nötig aussetzen.

- **Vermieden** werden sollte, wenn möglich, die Beschallung während der **ersten 12 Wochen**, solange die Organentwicklung noch nicht abgeschlossen ist.
- **Vermeiden** sollte man auch die direkte Beschallung des kindlichen **Schädels** sowie die Verwendung von **3D- und Doppler-Ultraschall**. Diese sind besonders schallintensiv.

**Wichtig zu wissen:** Auch das CTG und elektronische Geräte zum Hörbarmachen der kindlichen Herzaktivität mittels Lautsprecher verwenden Ultraschall.

Als Alternative kann die Hebamme (oder auch der Partner) die Herztöne z.B. auch mit einem hölzernen **Hörrohr** hören oder mit dem bloßen **Ohr**.

Vorsicht im Allgemeinen mit **Ultraschalldiagnosen**! Sie sind nie hundertprozentig. Oft genug werden bedenkliche Dinge (z. B. vermeintliche Fehlbildungen) gesehen, die in der Realität gar kein Problem darstellen.

Zudem sind die Messungen zum **Gewicht** des Kindes oder der **Fruchtwassermenge** häufig sehr stark voneinander abweichend, je nach Untersuchungsgerät und untersuchendem Arzt.

Überlege also lieber vorher, ob und wann du wirklich eine Ultraschalluntersuchung wünschst, und akzeptiere nicht allein aufgrund solcher Befunde invasive Maßnahmen an dir und deinem Kind.

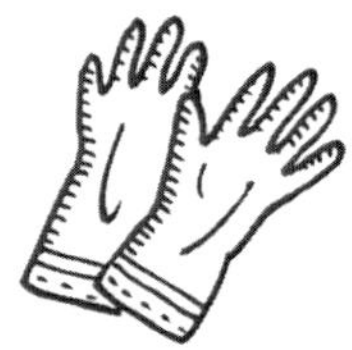

Eine gut ausgebildete **Hebamme** kommt in der Regel ohne Routine-Ultraschall aus und wird eine derartige Untersuchung meist erst dann vorschlagen, wenn sie etwas Auffälliges ertastet.

Folgende Ultraschalluntersuchung(en) möchte ich wahrnehmen:

Datum ______________________ / ____________ SSW

Datum ______________________ / ____________ SSW

Datum ______________________ / ____________ SSW

Datum ______________________ / ____________ SSW

Das erwarte ich mir von der/den Ultraschalluntersuchung(en):

______________________________________________

______________________________________________

______________________________________________

# ERNÄHRUNG – DIE BESTE SELBSTVORSORGE

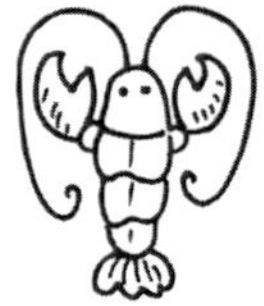

Das Wichtigste für eine reibungslos verlaufende Schwangerschaft und Geburt ist nicht die Anzahl deiner Vorsorgetermine oder die Qualität des Ultraschallgerätes in der Arztpraxis.

Das Wichtigste ist vielmehr, dass dein Körper **optimal versorgt** ist und sich bei **guter Gesundheit** befindet, so dass er das Baby in dir ohne Probleme heranwachsen lassen kann. Und dafür kannst nur du selbst sorgen.

Wahrscheinlich denkst du, dass du dich ja recht gesund ernährst und gesund lebst, solange du nicht **rauchst** und keinen **Alkohol** oder **Drogen** konsumierst. Allerdings ist unsere Auffassung von gesunder Ernährung ziemlich schwammig.

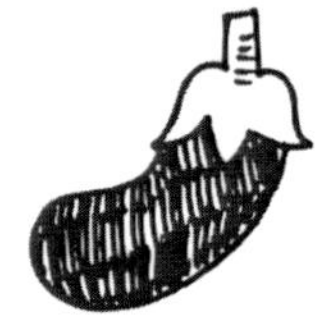

Gemeinhin wird suggeriert, man bräuchte nur genug Obst und Gemüse zu essen, und fertig sei die **gesunde Ernährung**.

Das kann aber ein **Trugschluss** sein. Ob du dich bisher gesund ernährt hast, kannst du an deiner eigenen Gesundheit ablesen. Beantworte doch einfach die Fragen auf der rechten Seite und finde heraus, wie es dir geht.

Sei dir auch bewusst, dass dein Bedarf an **Eiweißen**, **Vitaminen** und **Mineralstoffen** in der Schwangerschaft steigt und du deine Ernährung entsprechend anpassen solltest, damit dein **Darm** an alles herankommt, was zum Gedeihen deines Kindes nötig ist.

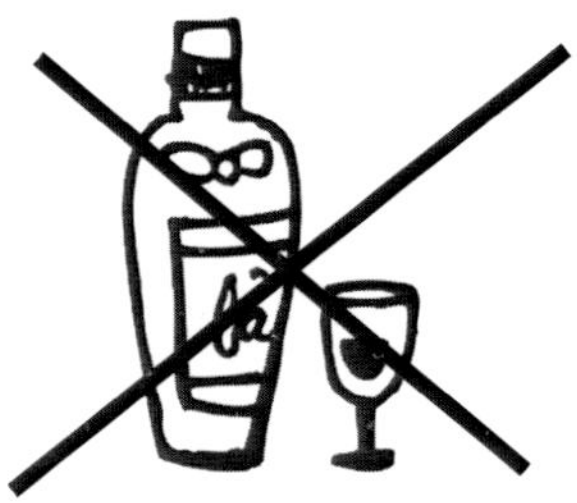

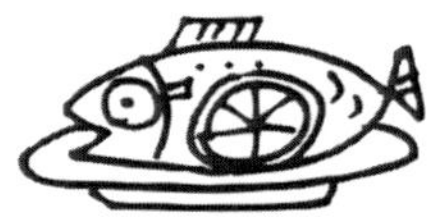

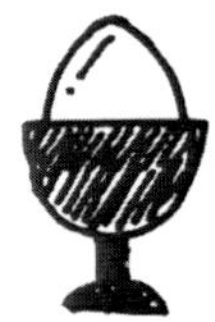

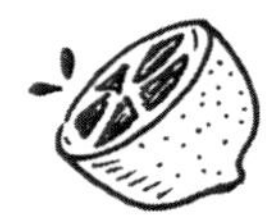

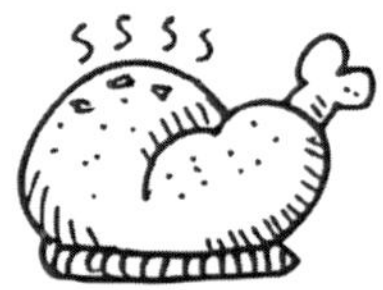

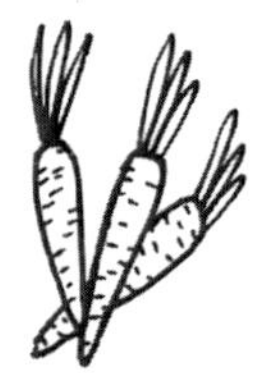

## Ich überprüfe meine Gesundheit:

| | ja | nein |
|---|---|---|
| Ich bin normalgewichtig. | ◯ | ◯ |
| Ich habe Karies oder Zahnfleischentzündungen. | ◯ | ◯ |
| Ich fühlte mich vor der Schwangerschaft oft ohne offenbaren Grund antriebslos, müde oder depressiv. | ◯ | ◯ |
| Ich habe wiederkehrende Schmerzen in verschiedenen Gelenken. | ◯ | ◯ |
| Ich hatte oft starke körperliche und/oder emotionale Probleme vor und/oder während der Regelblutung. | ◯ | ◯ |
| Ich habe eine chronische Hautkrankheit oder sehr trockene Haut. | ◯ | ◯ |

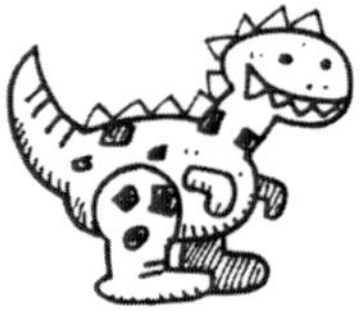

## SO ERHIELTEN DIE URVÖLKER IHRE ROBUSTE GESUNDHEIT

Hast du eine der vorherigen Fragen mit ja beantwortet, kann es eventuell sein, dass deine **Ernährung nicht optimal** ist. Auch für **Allergien, Nahrungsmittelunverträglichkeiten, Kurzsichtigkeit, Zahnengstand und Autoimmunerkrankungen** gibt es einen Bezug zur Ernährung. Allerdings werden da die Weichen oft schon in der frühen Kindheit gestellt.

Vergleicht man unsere **moderne Ernährung** mit der von **Urvölkern**, die für ihre robuste Gesundheit bekannt waren, fällt Folgendes auf:

- Man aß **selten süß** und wenn, dann stammte die Süße aus natürlich vorkommenden Zuckern. Weißer Kristallzucker, aber auch Zuckerersatzstoffe waren unbekannt.
- **Tierische Lebensmittel** waren nicht überall so reichlich verfügbar wie bei uns heute, wurden aber hoch geschätzt. Allerdings nicht nur das Muskelfleisch, sondern das ganze Tier. Vor allem die Innereien wie die Leber enthalten essentielle Vitamine und Mineralstoffe in viel höheren Konzentrationen als jedes andere Nahrungsmittel.
- **Angst vor Fetten** war unbekannt. Hochraffinierte Pflanzenfette existierten in den traditionellen Kulturen allerdings ebenfalls nicht. Dafür schwelgte man mit Vorliebe in tierischem Fett – ohne unsere modernen Krankheiten zu haben, die wir gerne den gesättigten Fetten anhängen. Gesättigte Fette wie Butter oder Schmalz sind aber reichhaltig an den wichtigen fettlöslichen Vitaminen (A, D, E, K), die für kariesfreie Zähne und eine gesunde Zahn- und Knochenentwicklung beim Kind unabdingbar sind.
- **Getreide** wurde weder als Vollkorn noch als Weißmehl gegessen. Man entfernte generell die Kleie, aber nicht so gründlich wie wir. Dann wurde das Getreide oder Mehl gesäuert. Auf die Weise enthielt es noch genügend Vitamine, aber so wenig mineralstoffbindende Antinährstoffe (wie z.B. Phytinsäure) wie möglich. Ebenso verfuhr man mit Bohnen, Nüssen und Samen.
- Viele Lebensmittel, auch Fleisch und Milch, wurden **roh verzehrt**, mit einem Mehr an Vitaminen, Enzymen und guten **Bakterien**, die die Verdauung fördern und vor Allergien schützen.
- Man **bewegte** sich regelmäßig.

Deine Gedanken zum Thema gesunde Ernährung:

# EIN HOHER ZUCKERKONSUM UND SEINE AUSWIRKUNGEN

Fast jedem Produkt im Supermarkt scheint man heute **Zucker** zuzusetzen. Wir haben uns mittlerweile an solche Zuckermengen gewöhnt, dass ein Tag ohne Zucker und süße Lebensmittel für die meisten undenkbar wäre.

Dabei hat dieser hohe **Zuckerkonsum** weitreichende **Konsequenzen** für die Gesundheit:

Was wir unserem Körper und damit auch seinen **Darmbakterien** füttern, beeinflusst, welche Bakterien sich dort wohlfühlen und welche nicht.

Die Bakterienzusammensetzung wiederum entscheidet darüber, wie gut wir unsere Mahlzeiten verdauen können, wie gesund die Bakterienflora von Haut und Schleimhäuten ist und ob wir übergewichtig, antriebslos oder depressiv werden.

Regelmäßiger Konsum süßer Lebensmittel verursacht ständige **Blutzuckerspitzen**. Der Körper muss viel **Kalzium** freisetzen und **Energie** aufwenden, um den Blutzuckerspiegel immer wieder in den Normalbereich zu bringen.

Die Folgen von zu viel Zucker in der **Schwangerschaft** können deshalb folgende sein:

- gestörte **Glukosetoleranz / Schwangerendiabetes** und **Gestose**, auch Schwangerschaftsvergiftung genannt (meist bei schon vor der Schwangerschaft bestehenden Ernährungsfehlern).
- gestörtes **Scheidenmilieu** mit typischen Bakterien wie B-Streptokokken. Je größer die Störung, desto wahrscheinlicher werden **Infektionen**, vorzeitige Wehen und Frühgeburten sowie Infektionen des Neugeborenen.
- **Karies** – allerdings nicht primär deshalb, weil in unserem Mund Kariesbakterien wüten, die durch Zucker gespeist werden, sondern weil der Körper nach Zuckerzufuhr Kalzium aus den Zellen mobilisieren muss, um den Blutzucker im Rahmen zu halten.

Was kannst du tun?

**Hier hilft nur eins: Beende deine Zuckersucht!**

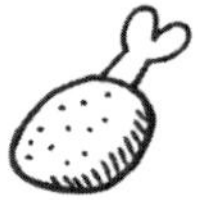 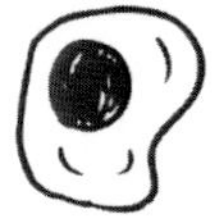 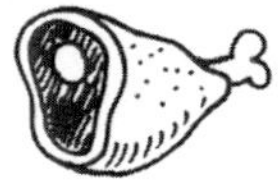 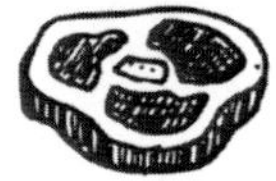

**Ersetze zuckerhaltige Snacks durch fett- und eiweißhaltige Nahrungsmittel.** Wird die Zuckersucht drängend: Trink ein Glas Wasser, iss einen Apfel oder nimm einen zuckerfreien Snack zu dir (beispielsweise Käse, Nüsse, Joghurt, ein weichgekochtes Ei, ein Löffel Creme Fraiche oder Buttermilch).

**Fett und Eiweiße** sind unbegrenzt erlaubt. Sie machen lange satt und verhindern Heißhungerattacken.

Rechne mit 1 bis 2 Wochen **Entzug vom Zucker**.

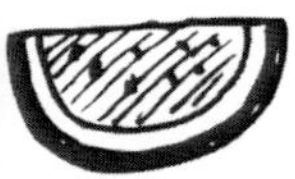

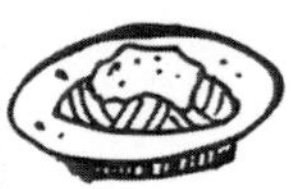

Vorsicht bei sehr süßem Obst, Trockenfrüchten und Saft! Sie enthalten zwar natürlichen **Fruchtzucker**, aber nichtsdestotrotz viel Zucker. Auch **Nudeln** und diverses **Müsli** sollte man eher meiden. Sie enthalten ungesäuertes Getreide, und Müsli beherbergt auch oft recht viel Zucker.

Lieber selbst einen **Naturjoghurt** mit Früchten ergänzen oder ein **Käsebrot** oder **Milchreis** zum Frühstück wählen. Wer aufgrund einer empfindlichen Blutzuckerregulation auf seine Kohlenhydratzufuhr achtet, kann beispielsweise Käse auch **ohne Brot** oder mit viel Butter auf einer dünnen Scheibe Brot essen.

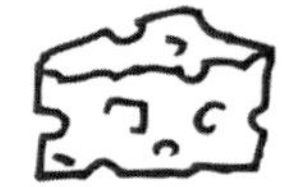

Übrigens enthält weißer **Reis** auch ungesäuert wenige Antinährstoffe und ist aufgrund seiner Glutenfreiheit ein Getreide, das der Körper in der Regel gut verträgt. Wohltuend und nahrhaft sind vor allem auch **Suppen** und Brühen, die mit **Knochenbrühe** oder einem ganzen Huhn über längere Zeit auf kleiner Flamme gekocht wurde. Sie enthalten jede Menge Mineralstoffe für Zähne und Knochen und Gelatine, die dem Körper die Eiweißverdauung erleichtert. Dazu frisches Gemüse und fertig ist eine leckere Suppe.

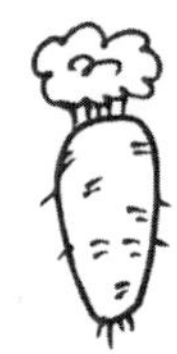

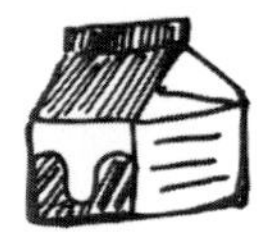

Du verträgst keine Milch? Versuche es mal mit **Rohmilch** oder **Vorzugsmilch**, vielleicht auch vom Schaf oder der Ziege, und Rohmilchprodukten. Werden die Tiere ordentlich gehalten und ist dein Immunsystem halbwegs fit, brauchst du dich vor krankmachenden Bakterien nicht zu fürchten. Hygiene- und Fütterungsvorschriften sind heutzutage um ein Vielfaches strenger als zu den Zeiten, als Milch Menschen krank machte. Dein Körper kann die nicht hitzeveränderten Eiweiße besser verdauen und viele Menschen, die pasteurisierte Ladenmilch nicht vertragen, kommen mit unbehandelter Milch gut zurecht.

An meiner Ernährung möchte ich Folgendes ändern:

Folgende Gewohnheit muss ich am dringendsten ändern:

So will ich dabei vorgehen:

## Bisher gab es bei mir regelmäßig das zu essen:

zum Frühstück: ______________________________

zum Mittagessen: ______________________________

zum Abendessen: ______________________________

Zwischendurch: ______________________________

## In Zukunft bringe ich das auf meinen Speiseplan:

zum Frühstück: ______________________________

zum Mittagessen: ______________________________

zum Abendessen: ______________________________

Zwischendurch: ______________________________

## KEINE ZEIT ZUM KOCHEN?

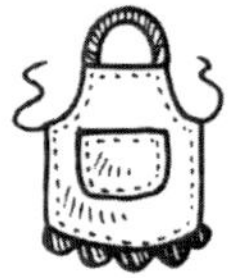

In der Schwangerschaft mit dem ersten Kind ist es meist nicht so schwer, in aller Ruhe zu kochen und zu genießen – außer man vernachlässigt seine **Ernährung** vor lauter Arbeiten.

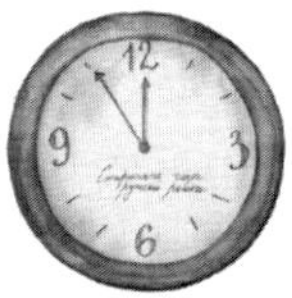

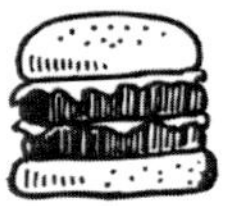

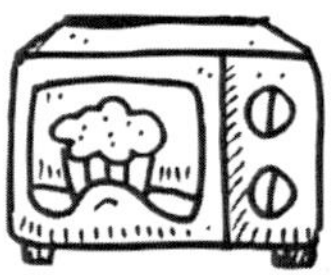

Sind nachher Kinder im Haus, noch dazu ganz kleine, ist **Organisation** das Zauberwort. Wer vormittags um 10 anfängt zu überlegen, was es Punkt 12 zum Mittagessen geben soll, der endet wahrscheinlich bei einem Teller Nudeln mit **Fertigsoße**, **Fastfood** oder Gerichten aus der **Mikrowelle**. Oder das Kochen dauert schließlich so lange, dass man vor lauter Hunger irgendwas Ungesundes in sich reinstopft, bis es dann endlich irgendwann nachmittags etwas Gutes zu futtern gibt.

Optimal ist, wenn du schon mittags beim Kochen einer Mahlzeit die **nächste Mahlzeit** im Blick hast. Dann bleibt noch genügend Zeit, bis dahin etwas einzukaufen. Spätestens vor dem Zubettgehen sollte klar sein, was am nächsten Tag auf den Tisch kommt. Denn dann

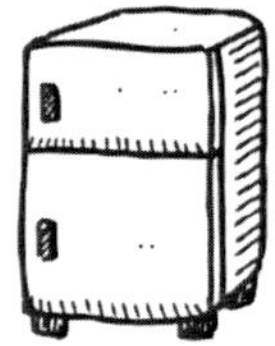

kannst du noch Fleisch oder Fisch auftauen oder bereits frühmorgens eine Knochenbrühe ansetzen, die zu Mittag fertig ist.

Den Morgen startest du dann ganz **entspannt**, da du weißt, was du kochen willst. Nur rechtzeitig anfangen musst du dann auch. Aber wenn das **Konzept** steht, dann kann kaum noch etwas schiefgehen.

Klingt nach einem Haufen Arbeit? Vielleicht gehst du auch dazu über, regelmäßig die **doppelte Menge** zu kochen. So brauchst du dir die Arbeit nur jeden zweiten Tag zu machen.

Keine Frage, diese Art der Organisation will gelernt sein. Aber sie zahlt sich aus, und schon bald bist du eine routinierte Köchin, die einen großen Bogen um **Fertiggerichte** macht.

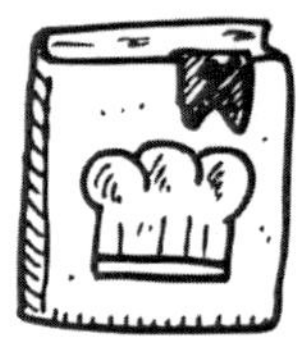

Die **Rezepte** ab Seite 97 halten einige leckere Anregungen für dich parat. Blättere doch gleich mal dort hin!

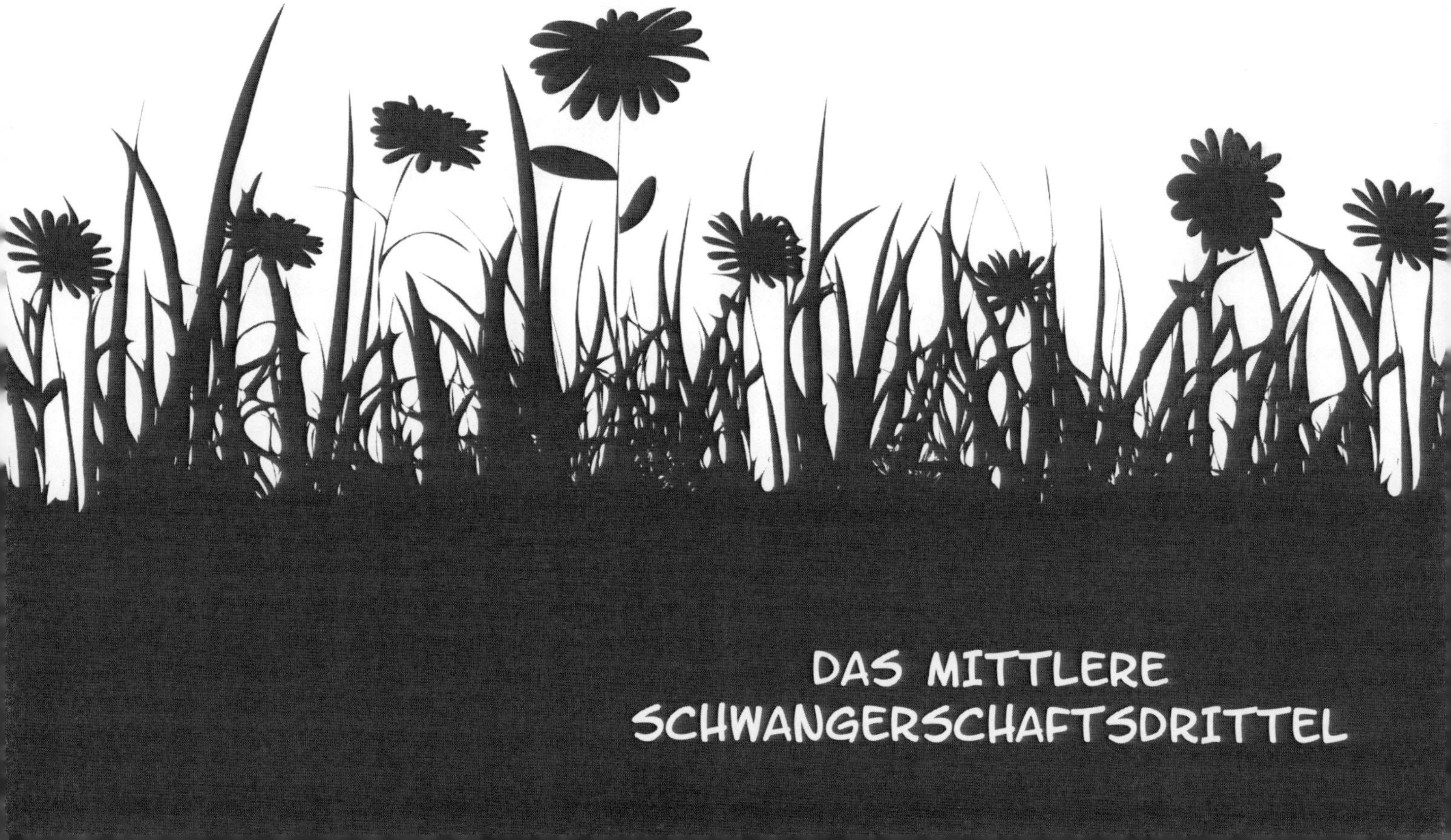

# DAS MITTLERE SCHWANGERSCHAFTSDRITTEL

# KINDSBEWEGUNGEN

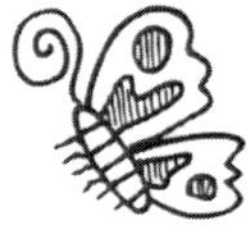

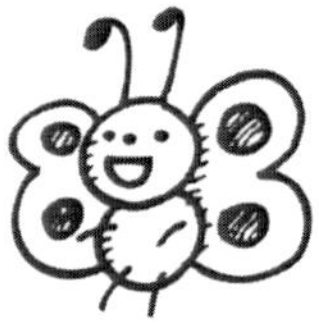

Beim ersten Kind dauert es erfahrungsgemäß etwas länger, bis die Mutter ihr Kind das erste Mal spürt. In folgenden Schwangerschaften bemerkt man das erste **zarte Flattern** meist schon früher.

Mit den **Kindsbewegungen** hast du ein zuverlässiges Meldesystem an Bord, das dir sagt, ob es deinem Kind gut geht.

Später in der Schwangerschaft und unter der Geburt wird man die **Herztöne** des Kindes, so du die Betreuung durch eine Hebamme oder in der Klinik wünschst, mittels **CTG** überwachen. Diese Überwachung brauchst du für dich aber eigentlich nicht, denn die Kindsbewegungen sind ein zuverlässiger Indikator für das Wohlbefinden deines Kindes.

Nur Hebammen und Ärzte können das nicht so gut **fühlen** wie du und stützen sich deshalb – auch aus rechtlichen Gründen – auf die (allerdings nur begrenzt aussagekräftigen) Herztöne.

Erwarte aber bitte nicht, dass dein Kind den ganzen Tag in dir herumturnt. Irgendwann muss es sich von seinem Sport ausruhen und auch mal **schlafen**. Mit der Zeit wirst du feststellen, dass es gern dann schläft, wenn du aktiv bist, und dann munter wird, wenn du gerade ruhst oder im Bett liegst und eigentlich schlafen willst.

An manchen Tagen ist dein Baby vielleicht weniger aktiv, an anderen hast du das Gefühl, es tapeziert gerade seine gesamte kleine Behausung neu.

Auch das ist normal, denn die **Entwicklung** deines Kindes verläuft – wie du spätestens wenige Wochen nach der Geburt feststellen wirst – in **Schüben**. Phasen schneller Entwicklung wechseln sich mit Phasen der Ruhe und langsamerer Entwicklung ab.

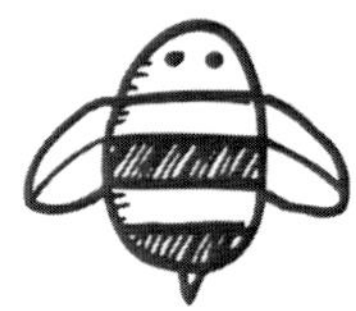

# Mein Baby bewegt sich!

Die ersten Kindsbewegungen glaube ich gespürt zu haben am: ______________________

Und zwar bei dieser Gelegenheit: ______________________

______________________

Die Bewegungen haben sich angefühlt wie: ______________________

______________________

Richtig kräftig waren die Kindsbewegungen etwa ab dem: ______________________

Dort kann ich die Kindsbewegungen am deutlichsten spüren: ______________________

______________________

Mein Kind turnt am liebsten, wenn: ______________________

______________________

Mein Kind schläft am liebsten, wenn: ______________________

______________________

# LUST AUFS REISEN?

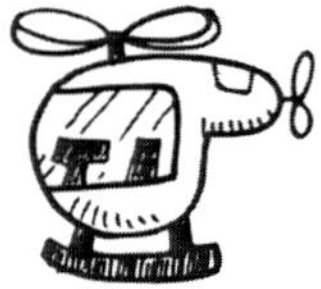

Nach den anfänglichen Turbulenzen kommen deine Hormone – und damit deine **Stimmung(en)** – zum zweiten Schwangerschaftsdrittel hin in **ausgeglichenere Bahnen**.

Du spürst zarte Kindsbewegungen regelmäßig in dir und fühlst dich, wenn du deinen Körper bisher gut versorgt hast, rundum gut, schön schwanger und zuversichtlich.

Jetzt ist die beste Zeit, auch noch einmal **längere Reisen** mit dem Partner zu unternehmen. Wenn ihr könnt, nutzt die Zeit zu zweit (so es euer erstes Kind ist) und tut Dinge, die nachher für – sagen wir einige Zeit – so nicht mehr möglich sein werden.

Je nachdem, wie lange eure **Stillzeit** dauern wird und wie eng du die Beziehung zu deinem Baby werden lässt, kannst du dich für die Monate oder Jahre nach der Geburt auf relativ durchgehende Baby- bzw. Kinder-**Betreuungszeiten** einstellen.

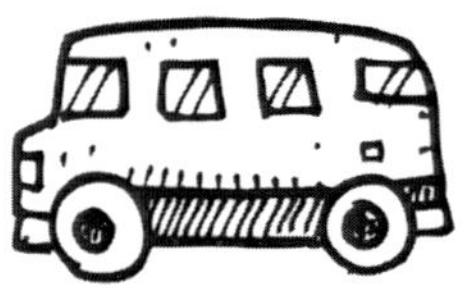

*Ich möchte vor der Geburt gern noch Folgendes unternehmen:*

# So geht es mir

Datum: ______________________ / __________ SSW

Das genieße ich / koche ich mir: ______________________

So halte ich mich fit: ______________________

# So geht es mir

Datum: ______________________ / ________ SSW

Das genieße ich / koche ich mir: ______________________

So halte ich mich fit: ______________________

# So geht es mir

Datum: ______________________ / __________ SSW

Das genieße ich / koche ich mir:

So halte ich mich fit:

## GEBURTSPLANUNG

Spätestens jetzt solltest du damit beginnen, deine Geburt zu **planen**. Möchtest du eine Hebamme haben, die zu dir nach Hause kommt oder mit dir in die Klinik geht? Dann ist es gut, sie rasch zu kontaktieren. Gute **Hebammen** sind nämlich oft schon frühzeitig ausgebucht.

Wie schon in der Schwangerschaft, so hast du auch bei der Geburt viele **Möglichkeiten**, aus denen du wählen kannst: Von der Geburt im Krankenhaus über die Geburt im Geburtshaus oder zu Hause – mit Hebamme oder ohne.

Wähle den **Ort** und die **Personen**, mit denen du dich wohlfühlst! Das ermöglicht unter der Geburt einen reibungslosen Fluss der Geburtshormone und somit auch eine natürliche, unkomplizierte Geburt.

Aber wie findest du die beste **Geburtsbegleitung** und den besten **Geburtsort**? Am besten, indem du **Fragen** stellt. Zuerst natürlich dir selbst. Höre in dich hinein und frage dich:

- Wie soll meine Geburt aussehen?
- Was ist mir wichtig?
- Welche Ängste verbinde ich mit dem Gedanken an die Geburt? Und woher kommen diese Ängste?
- Wie lässt sich vermeiden, dass meine Ängste wahr werden?

Dann befragst du deine potentiellen Geburtsbegleiter und notierst dir ihre **Antworten**:

- Welche Erfahrungen haben sie?
- Unterstützen sie eine interventions- und medikamentenfreie Geburt?
- Welche Untersuchungen verlangen sie, die du ihrer Meinung nach in der Schwangerschaft und unter der Geburt durchführen lassen sollst?
- Wie viel Zeit geben sie dir zum Gebären (nach Wehenbeginn, nach Blasensprung, nach dem errechneten Entbindungstermin), bevor Interventionen eingesetzt werden? Und welche wären das?

Je ähnlicher sich eure **Vorstellungen** sind, umso besser. Stellt sich jedoch heraus, dass es nicht diskutierbare Differenzen gibt, musst du überlegen, ob du Kompromisse eingehen möchtest. Oder ob du lieber eine andere Begleitung und/oder einen anderen Geburtsort wählst.

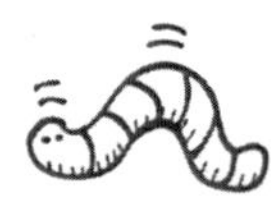

# Ich plane meine Geburt

Ich glaube, dass ich am besten gebären kann, wenn ______________________________

________________________________________________

Mein Kind möchte ich voraussichtlich hier zur Welt bringen:

________________________________________________

oder hier: ______________________________

oder hier: ______________________________

Ich habe den/die in Frage kommenden Geburtsort(e) besichtigt:

1. ______________________ am ______________

2. ______________________ am ______________

3. ______________________ am ______________

Ich wähle voraussichtlich diesen Geburtsort, weil ______________________________

________________________________________________

Als meine Geburtsbegleiter kommen folgende Personen in Frage:

1. ______________________ Tel.: ______________________

Dafür spricht, dass ______________________

Dagegen spricht, dass ______________________

2. ______________________ Tel.: ______________________

Dafür spricht, dass ______________________

Dagegen spricht, dass ______________________

3. ______________________ Tel.: ______________________

Dafür spricht, dass ______________________

Dagegen spricht, dass ______________________

Entschieden habe ich mich schließlich dafür, dass mich ○ ______________________ begleitet / ○ mich niemand begleitet / ○ ich im Krankenhaus die Hebamme nehme, die mir zugeteilt wird.

So stelle ich mir meine Traumgeburt vor:

Um meine Traumgeburt zu verwirklichen, will ich Folgendes tun:

Im Zusammenhang mit der Geburt fürchte ich, dass

Das will ich tun, um meinen Ängsten zu begegnen:

Mein Partner soll bei der Geburt

Die größeren Kinder (falls vorhanden) sollen bei der Geburt

Im Zusammenhang mit meiner Geburt sind mir außerdem die folgenden Dinge wichtig:

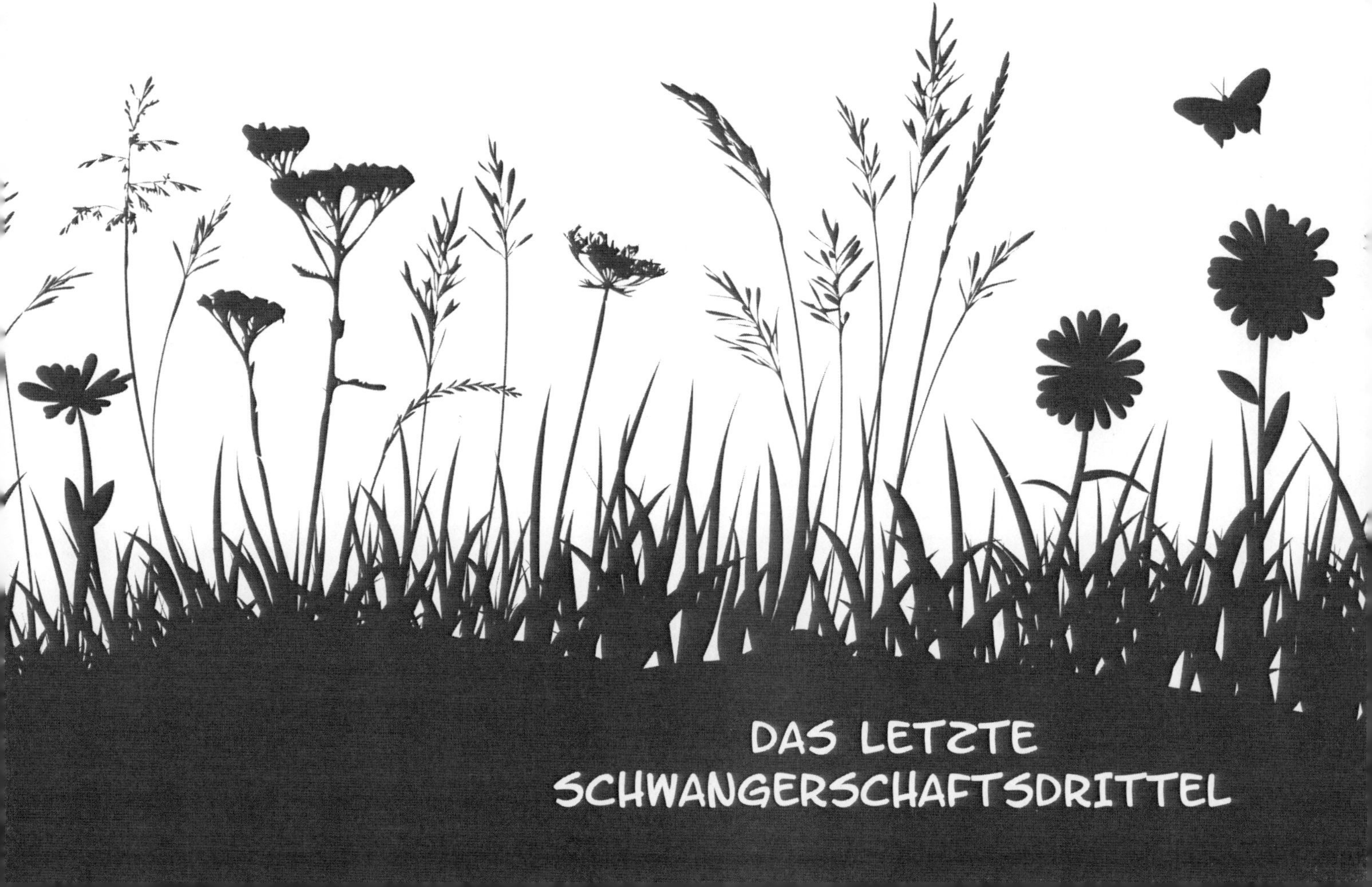

# DAS LETZTE SCHWANGERSCHAFTSDRITTEL

# ZEIT ZUM NESTBAUEN

Jetzt wird der **Bauch** immer größer und einfache Dinge, wie sich im Bett umdrehen oder Schuhe binden, fordern deutlich mehr Anstrengung und Geschick.

Vielleicht bist du bis zum Schluss **fit** und darüber **glücklich**, schwanger zu sein. Möglicherweise magst du gar nicht daran denken, dass diese magische Zeit der Schwangerschaft bald zu Ende geht.

Vielleicht plagen dich aber auch die einen oder anderen **Wehwehchen** und du bist froh, es bald geschafft zu haben.

Zum Ende der Schwangerschaft hin verändern sich die **Hormone** wieder und bereiten deinen Körper auf die Geburt vor. Du wirst die Geburtsvorbereitungen, die dein Körper nun trifft, wie zu Beginn der Schwangerschaft an deiner **Stimmung** merken, die jetzt etwas an Stabilität verliert.

Nutze die Zeit und **ziehe dich zurück**. Schirme dich von jenen Stimmen ab, die dir ohne offenbare Gründe Angst einreden oder dich verunsichern wollen (auch, wenn es sich dabei um den Arzt oder die Hebamme handelt. Sei da nicht zimperlich!).

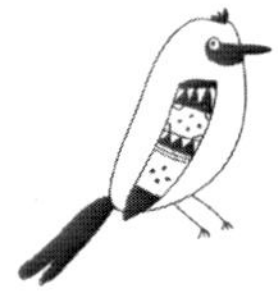

Nicht nur Vögel brauchen **Ruhe** zum Brüten. Reduziere den äußeren und inneren Lärm, pflege dich, bau dein Nest und male dir aus, wie du kraftvoll und freudig dein Kind zur Welt bringst.

Je mehr du das **innere Bild** von deiner Geburt pflegst, umso leichter wird es dir fallen, diesen Traum in der Realität zu verwirklichen.

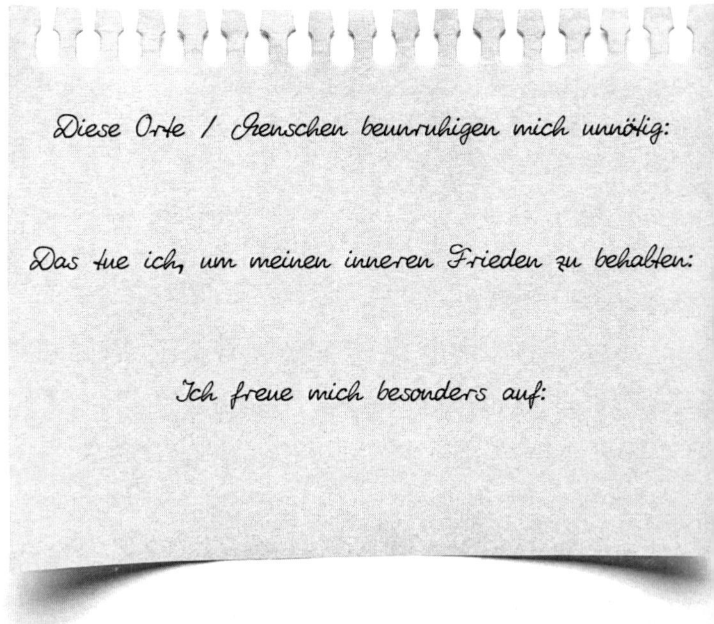

# So geht es mir

Datum: ______________________ / __________ SSW

Das genieße ich / koche ich mir: ______________________

So halte ich mich fit: ______________________

## So geht es mir

Datum: ______________________ / __________ SSW

Das genieße ich / koche ich mir: ______________________

So halte ich mich fit: ______________________

# So geht es mir

Datum: ______________________ / __________ SSW

Das genieße ich / koche ich mir: ______________________

So halte ich mich fit: ______________________

## BESTIMMUNG UND OPTIMIERUNG DER KINDSLAGE

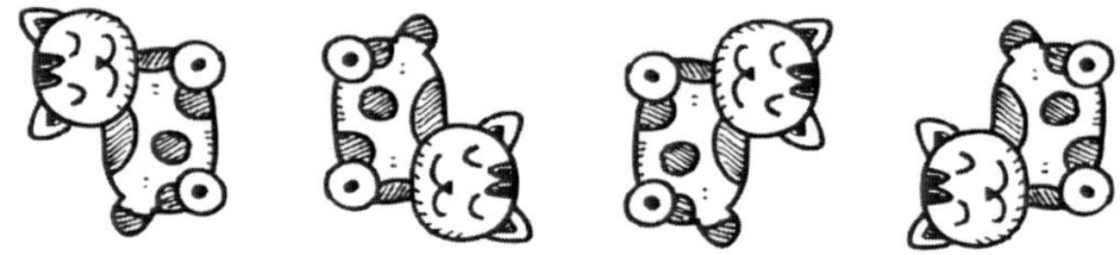

Zu wissen, wie dein Kind in den Wochen vor der Geburt liegt, ist nicht schwer und du kannst es leicht selbst lernen.

Dazu legst du dich mit leicht angewinkelten Beinen auf eine nicht zu weiche Unterlage, lässt den Bauch locker und fühlst mit beiden Händen: von oben zur Mitte, von rechts zur Mitte und von links zur Mitte.

Eine feste Vorwölbung oben rechts oder links ist gewöhnlich der **Po**. Heftige Tritte daneben: die Füße. Auf der rechten oder linken Seite fühlst du etwas langes Festes, während dein Bauch auf der gegenüberliegenden Seite weich ist. Durch die lange feste Stelle weißt du, wo der kindliche **Rücken** liegt. Den **Kopf** kannst du über dem Schambein zwischen deinen Händen spüren, so lange er sich noch nicht ins Becken gesenkt hat. Ist dies geschehen, kannst du den Kopf mit deinen Fingern innerlich am Ende deiner Scheide als etwas sehr Hartes ertasten.

Eine weitere Möglichkeit zur Orientierung ist der **Schluckauf** deines Babys, von dem du vielleicht denkst, dass er dein Baby plagt, der aber in Wirklichkeit ein prima Atemtraining für es ist. Also, wo der Schluckauf zuckt, da muss das **Zwerchfell** sein. Liegt das Kind mit dem Po nach unten, drückt dir der Kopf unter die Rippen und die **Tritte** sind unten und gehen auf die Blase.

Du kannst auch wissen, wenn es ein **Sternengucker** werden würde: Dann liegt es mit dem Rücken zu deinem Rücken und mit den Armen und Beinen nach vorn, deiner Bauchdecke zugewandt.

Hier helfen folgende **Übungen**, um das Kind vor oder auch während der Geburt in eine bessere Position zu bringen: Die Hüften kreisen, im Stehen, auf allen Vieren oder mit dem Po in der Luft: Durch kreisende Bewegungen deines Beckens kannst du deinem Kind helfen, sich in die optimale Position zu drehen.

Diese Übungen sind schon jetzt, aber auch unter der Geburt möglich, wenn es nicht vorangeht oder das Kind nicht ins Becken herunterkommt.

Hat sich dein Baby mit dem Kopf ungünstig eingestellt (oft zu bemerken an fiesen Rückenschmerzen unter der Geburt), kann man ihm auf einfache Weise helfen, noch einmal aus dem Becken herauszukommen, um sich daraufhin richtig einzustellen. Dafür kniest du dich erhöht z.B. auf ein Sofa oder auf eine Treppenstufe und setzt die Hände vor dich auf den Fußboden, so dass dein Po höher liegt als dein Kopf. Halte diese Position eine halbe bis maximal ganze Minute lang und kreise dabei das Becken. Auf diese Weise wird dein Kind höchstwahrscheinlich wieder ein Stück aus dem Becken herausrutschen. Mit weiterem **Beckenkreisen** im Stehen hat es nun eine neue Chance, sich richtig einzustellen und euch eine flotte Geburt zu ermöglichen.

Vermeide im letzten Schwangerschaftsdrittel und auch unter der Geburt eine **zurückgelehnte Sitzhaltung**. Bevorzuge es, aufrecht, in der **Hocke** oder **auf allen Vieren** zu sein. Das reduziert die Wahrscheinlichkeit deutlich, dass das Kind als Sternengucker zur Welt kommt, was eine wesentlich anstrengendere Geburt für euch bedeuten würde.

Popo zuerst? Eine **Steißgeburt** ist nicht gefährlicher als eine Geburt aus Schädellage – vorausgesetzt, man bringt das Kind dabei in einer aufrechten Haltung zur Welt. Allerdings sind Wissen und Erfahrung mit der Geburt aus Beckenendlage unter Geburtshelfern heute rar, auch weil man sich schnell mit einem Kaiserschnitt aus der Affäre ziehen kann. Findet man eine Klinik, die eine natürliche Geburt bei BEL anstrebt, muss man mit einigen Interventionen rechnen.

Man kann sein Kind aber auch ohne jeden manipulierenden Handgriff einfach so zu Hause bekommen, wenn es in Beckenendlage liegt. Das geht, mit guter Vorbereitung, für gewöhnlich problemlos und ist für Mutter und Kind am schönsten – auch dann, wenn Hebammen sich weigern, dich dabei zu begleiten.

*So liegt mein Kind:*

*Datum:* ____________________ / ______ *SSW*

____________________________________________

*Datum:* ____________________ / ______ *SSW*

____________________________________________

*Datum:* ____________________ / ______ *SSW*

____________________________________________

# FIT IN DIE GEBURT

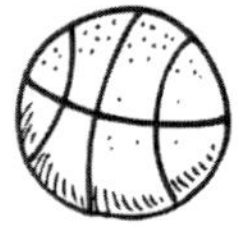

Für eine geradlinige, unkomplizierte Geburt kannst du regelmäßig verschiedene Übungen machen, die deinen Körper, dein Becken und deinen Beckenboden vorbereiten.

Eine wichtige Übung dabei ist das **Hocken**: Früher, und auch heute noch in vielen Ländern, war und ist Hocken die beliebteste Position zum Essen, Ausscheiden und Gebären. In unseren reichen, westlichen Ländern haben wir das Hocken dank bequemer Stühle, WC-Schüsseln und Gebärbetten so ziemlich verlernt. Und wenn wir doch einmal hocken, dann halten wir es nicht lange in dieser Position aus oder verlieren das Gleichgewicht.

Das traditionelle Hocken für sich zu entdecken und zu trainieren kann maßgeblich dazu beitragen, den **Beckenboden** und das gesamte Becken für eine unkomplizierte Geburt vorzubereiten. Stelle dafür die Füße ein Stück voneinander entfernt parallel auf und gehe mit geradem Rücken und Blick nach vorn in die Knie.

Um die Balance besser halten zu können, halte die Arme vor dem Körper. Du kannst auch wie beim Yoga hocken und mit den Armen die Knie auseinanderdrücken. Die Füße bleiben die ganze Zeit mit der vollen Fläche auf dem Boden.

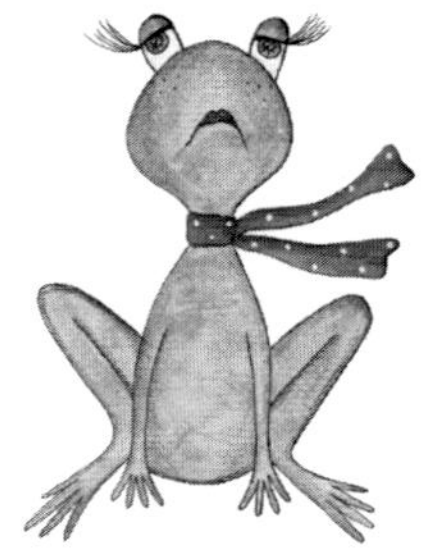

Vielleicht kommst du zu Beginn noch nicht ganz in die vollständige Hocke herunter. Trainiere das Hocken regelmäßig. Wenn du diese Übung täglich ein paar Mal machst, dann bist du bald eine Profihockerin mit einem aktiven Beckenboden – und bereitest dich darüber hinaus auf eine reibungslose Geburt vor.

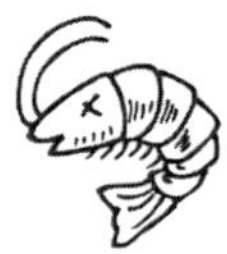

Für **Körper und Seele** ausgleichend wirken außerdem verschiedene Formen der Bewegung, wie Schwimmen, Spazierengehen, Tanzen, Yoga und alles, was dir sonst Spaß macht.

Das macht mir Spaß mit meiner Kugel vorn dran:

Ich hocke täglich: ○ ja / ○ nein

# SCHON IM BECKEN?

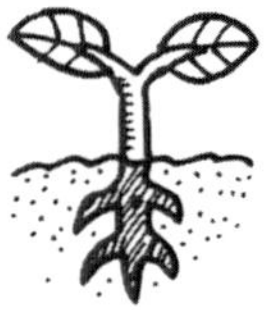

Eine Frage, die zum Ende der Schwangerschaft hin interessant wird, ist, ob das Baby schon Kontakt mit dem Becken aufgenommen hat oder sogar schon fest **im Becken** sitzt.

Beim ersten Kind geschieht das meist schon einige Wochen vor der Geburt, oft verbunden mit sogenannten Senkwehen. **Senkwehen** können dich, wenn sie stark sind, zum Verweilen zwingen und lassen deinen Bauch für etliche Sekunden bretthart werden. Die Oberkante der **Gebärmutter**, die bis dahin dicht unter den Rippen gesessen hat, sinkt, sobald sich das Baby ins Becken senkt, etwas nach unten und lässt der Mutter wieder mehr Platz zum Atmen. Auch im Magen ist wieder mehr Platz für das Essen, was sich in gesteigertem **Appetit** bemerkbar machen kann.

Die Hebamme oder man selbst kann mit den Fingern über die Scheide prüfen, ob der Kopf schon fest im Becken sitzt oder sich noch leicht nach oben wegschieben lässt. Bei späteren Kindern kann es vorkommen, dass das Kind erst unter der Geburt Kontakt mit dem Becken aufnimmt.

Dieser Punkt ist in der Hinsicht wichtig, als dass ein Kind mit dem Becken Kontakt aufnehmen muss, um durch den sogenannten **Geburtskanal**, den das Becken bildet, geboren zu werden.

*Ich habe das Gefühl, dass mein Baby seit der ______ SSW Kontakt zu meinem Becken aufgenommen hat.*

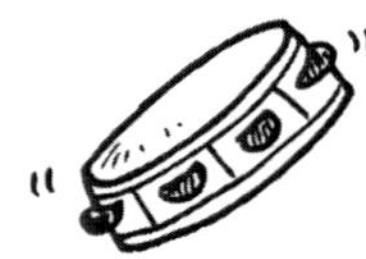

Zum Thema Blasensprung bei nicht ins Becken eingestelltem Baby siehe Seite 64.

## UNSERE SÄUGETIERNATUR

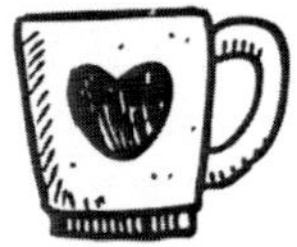

Beobachtet man Säugetiere bei der Geburt, kann man ein wiederkehrendes Prinzip feststellen: Das Muttertier zieht sich in eine dämmrige, **unbeobachtete** Ecke zurück und bekommt dort ohne großes Aufsehen ihre Jungen.

Stört man das **Muttertier** und will alles aus der Nähe betrachten, leuchtet man es vielleicht noch mit einer hellen Lampe an, dann wird es, selbst wenn es sonst ein streichelbedürftiges Haustier ist, wahrscheinlich verschwinden und sich irgendwo anders **verstecken**, um in Ruhe gebären zu können.

Oder, wenn die Tiermutter nicht weg kann (Stuten im Stall beispielsweise), dann kann der neugierige Zuschauer lange warten und das Jungtier wird doch oft in den wenigen Minuten geboren, in denen sein Besitzer kurz auf die Toilette oder etwas essen gegangen ist.

Was können wir daraus ableiten? Vielleicht, dass wir Menschen unter den gleichen **Bedingungen** ebenfalls am einfachsten gebären können. Ruhe zu haben, unbeobachtet zu sein, ungehemmt sein zu können und einen kleinen, dämmrigen Raum als Rückzugsort zu haben sind die besten Zutaten für eine schmerzarme, freudige und geradlinige Geburt.

In der **Klinik** sind die Möglichkeiten für eine optimale Geburtsumgebung unter Umständen beschränkt. Man kann sich aber eine gewisse Privatsphäre schaffen, indem man, wenn möglich, das Baby im Wasser bekommt.

Eine weitere Option ist, sich häufig auf die **Toilette** zurückzuziehen, was den gleichzeitigen Vorteil bietet, Harnblase und Darm (und fallweise auch Fruchtblase) bequem entleeren zu können.

Die eigenen vier Wände **zu Hause** sind bezüglich der Privatsphäre zwar deutlich besser geeignet, aber wenn eine Klinikgeburt unumgänglich ist, kannst du – in Abstimmung mit dem Personal vor Ort – hoffentlich auch in der ungewohnten Umgebung eine dir angenehme Atmosphäre schaffen.

## PRAKTISCHE VORBEREITUNGEN

Neben den notwendigen **Utensilien** wie Babykleidung, großen Vorlagen für den Wochenfluss und dem Fotoapparat ist es sinnvoll, auch die Dinge bereit zu legen, die dir helfen sollen, zu entspannen. Nicht jede Frau mag unter der Geburt mit Musik berieselt werden.

Es gibt viele **Möglichkeiten**, die ganz nach Geschmack eingesetzt werden können: Kerzen und Düfte oder ein Bild, in das du während der Wehen versinken kannst. Bist du unsicher, halte alles bereit, was dir in diesem Zusammenhang gefällt, und entscheide nachher, wenn die Geburt im Gange ist.

Vieles, aber nicht alles (die Kerzen wahrscheinlich nicht) kannst du auch ins Krankenhaus mitnehmen.

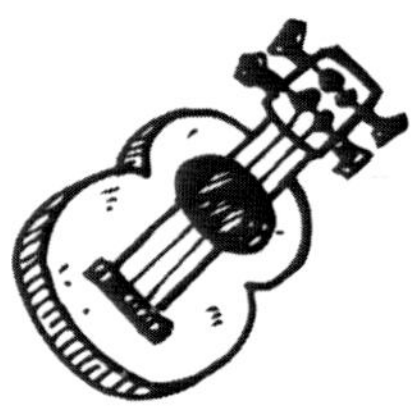

Für die Geburt zu Hause möchte ich noch Folgendes vorbereiten:

Die Hebamme hat mir die Besorgung folgender Dinge empfohlen:

Für eine Geburt in der Klinik oder im Geburtshaus möchte ich folgende Dinge einpacken:

Bis zur Geburt möchte ich folgende andere Dinge noch erledigen:

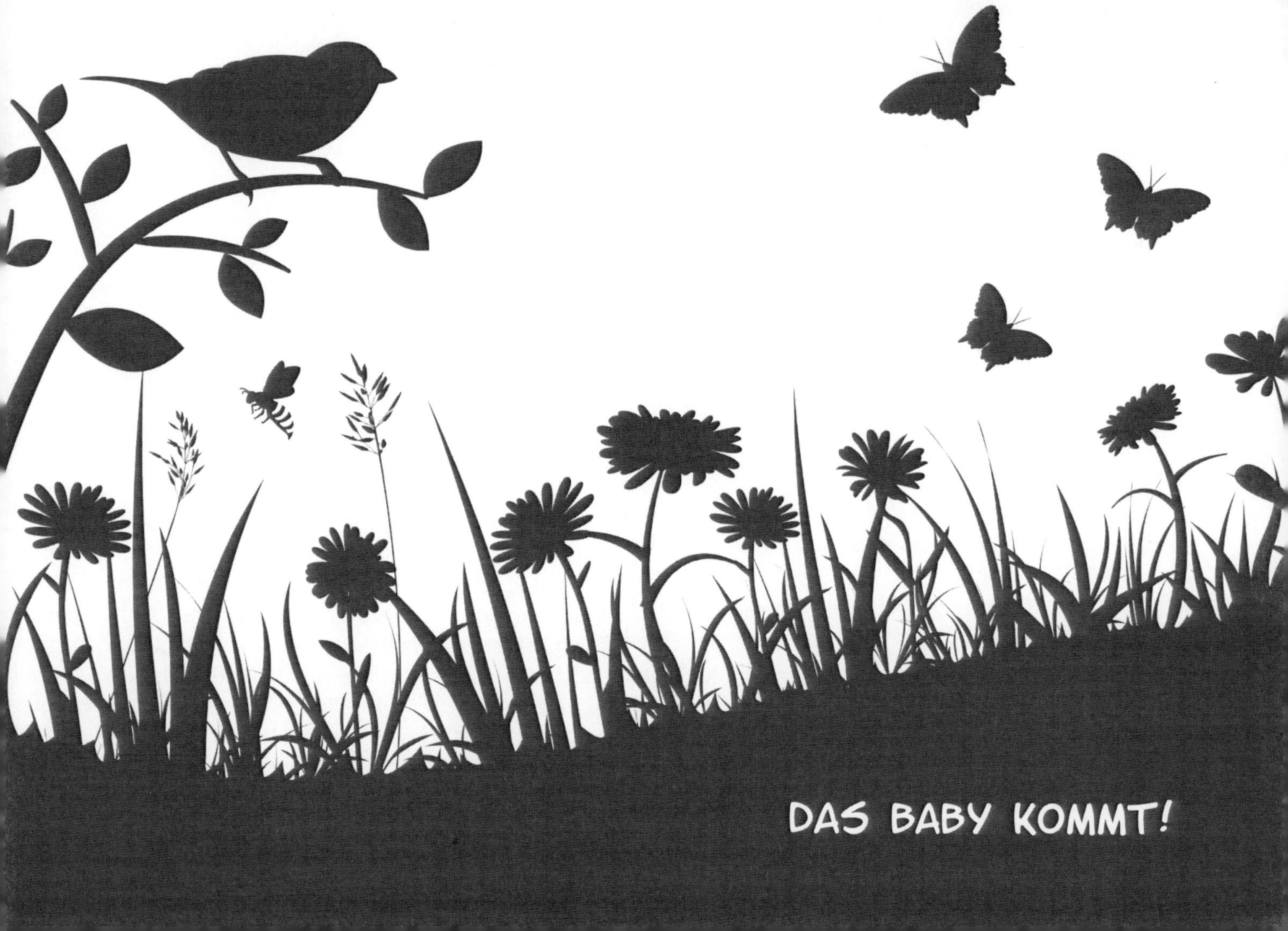

# DAS BABY KOMMT!

## SCHMERZ LASS NACH!

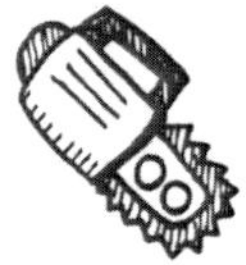

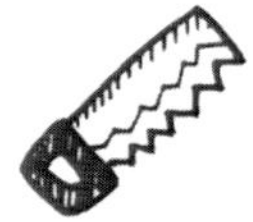

„Das tut jetzt mal weh!“, sagt der Arzt. Und schon spüren wir Schmerz, oft schon, bevor irgendetwas wirklich Schmerzhaftes geschieht. Unsere **Schmerz-Erwartung** prägt also unser tatsächliches **Schmerz-Erleben**.

Da man uns eingetrichtert hat, dass eine Geburt schmerzhaft zu sein hat, erwarten wir genau das. Ist es daher erstaunlich, wenn als schmerzvoll erwartete Geburten auch tatsächlich schmerzvoll verlaufen? Anspannung in Erwartung von Schmerz führt zu Schmerz, der wiederum zu mehr **Anspannung** führt und zu noch mehr Schmerz. Ein Teufelskreis.

Wie wäre es aber, wenn du deine Geburt freudig, (nahezu) **schmerzfrei**, ja berauschend und ekstatisch erleben würdest? Unmöglich? Es ist möglich, wie viele Berichte (unter anderem im Buch „Alleingeburt“, edition riedenburg) zeigen.

Wehen sind ja eigentlich nichts weiter als starke **Muskelkontraktionen** und an und für sich **schmerzfrei**. Der Wehenschmerz resultiert hauptsächlich aus Verspannungen, die entstehen, wenn man sich – bewusst oder unbewusst – gegen die Kraft der Kontraktionen zu wehren versucht. Der Trick im Hinblick auf eine schmerzfreie Geburt lautet also: Entspannung.

Erwarte beim Gebären keinen Schmerz, sondern lass dich von Wellen tragen. Die **Geburtswellen** werden kräftig und wild wie die Natur über dich hinwegrollen, aber sie werden nie lebensbedrohlich oder gefährlich sein. Sie treiben dich auf dein Baby zu, und du schwimmst mit ihnen mit, lässt dich in ihnen treiben.

Verspürst du dennoch Schmerz, nimm ihn an, schwimme furchtlos in ihn hinein und lass ihn wieder gehen.

Für deinen **Geburts-Freischwimmer** ist eine natürliche Umgebung hilfreich, die es dir erlaubt, in dir selbst zu versinken und dich treiben zu lassen. Weil du dich dem Geschehen vollständig hingeben können musst, um Schmerzen zu vermeiden, stört dich ab einem gewissen Zeitpunkt möglicherweise jeder, der dich anspricht, dich am instinktiven Bewegen hindert oder dich gegen deinen Willen berührt. Alle diese Dinge erwarten deine Reaktion und bringen dich deshalb leicht aus dem Takt. Sie lassen dich leicht verspannen und führen dann zu unnötigem Schmerz.

In dieser Zeit des Einswerdens mit den Wehenwogen hilft es, sich etwas vorzustellen oder etwas anzuschauen, das das Ziel im Blick behalten lässt.

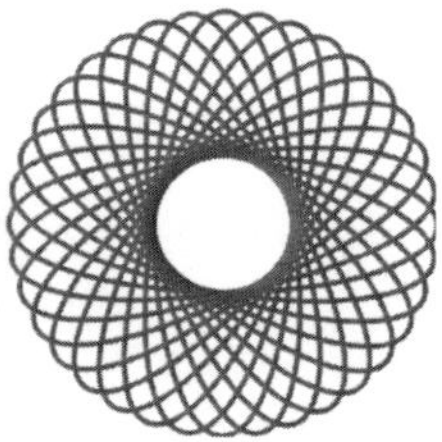

Viele Frauen wählen Blumen in irgendeiner Form, da sie das **Sich-Öffnen** und die Schönheit des werdenden Lebens symbolisieren. Auch das Bild mit einer Welle, einer Spirale oder einem offenen Tor sind hilfreiche Motive, um darin während der Geburt hypnotisch zu versinken. Auch ein Blick in den freien Himmel oder in die Natur (wenn du draußen dein Baby bekommst oder aus dem Fenster einen Blick darauf erhaschen kannst) hilft, entspannt zu bleiben.

Verschiedene **Atemtechniken**, das **Singen** von meditativen Liedern, tiefen **Tönen** oder das Aufsagen von sogenannten **Geburtsmantras** wie „Ich werde ganz weit“ helfen, den Körper und speziell die **Mund-Kiefer-Region** zu entspannen. Hast du dort oben Entspannung, dann tritt auch **Entspannung** im Becken ein.

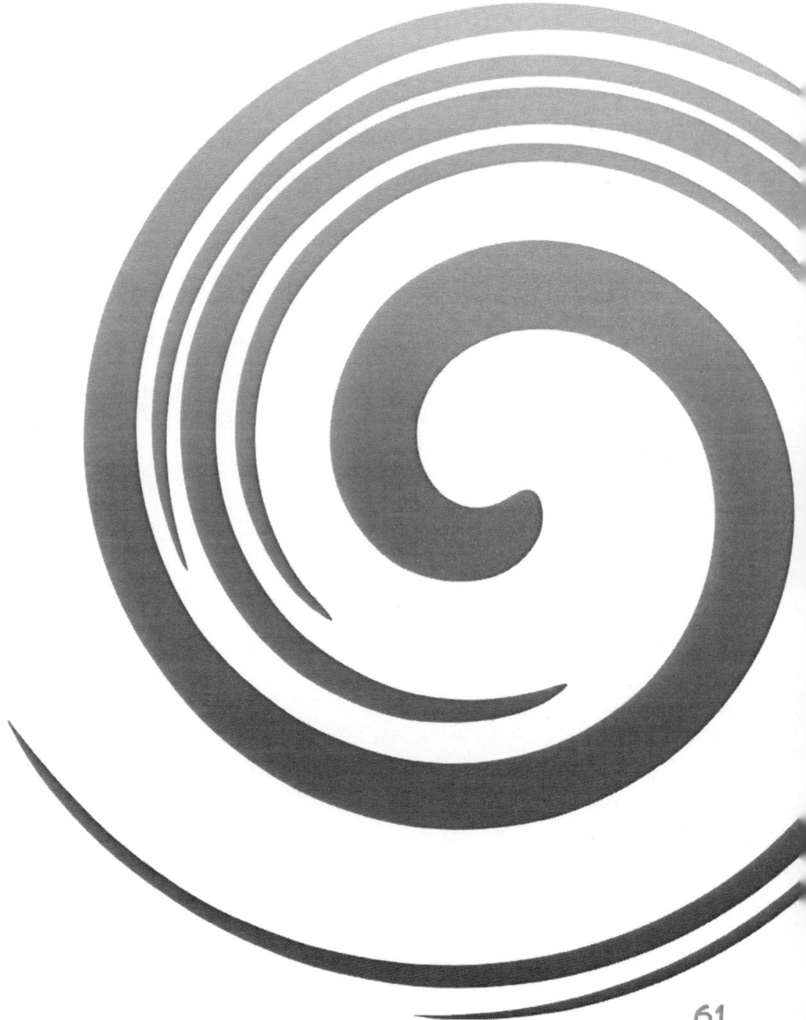

# Vor der Geburt

Wenn es um Schmerzen geht, ◯ bin ich eher eine Memme / ◯ kann ich was ertragen.

So bereite ich mich auf die Wehen vor: ______________________________

______________________________________________________________

Ich denke, ich kann besonders gut entspannen, wenn ______________________________

______________________________________________________________

Diese(s) Hilfsmittel möchte ich zur bestmöglichen Entspannung verwenden: ______________________________

______________________________________________________________

Ich möchte, dass die Geburt wie folgt verläuft:

◯ orgasmisch / ◯ angenehm / ◯ schmerzfrei / ◯ beinahe schmerzfrei / ◯ teilweise schmerzhaft, aber gut auszuhalten

Für mich realistisch halte bzw. erwarte ich eine

◯ orgasmische / ◯ angenehme / ◯ schmerzfreie / ◯ beinahe schmerzfreie / ◯ teilweise schmerzhafte, doch gut aushaltbare / ◯ durchwegs sehr schmerzhafte / ◯ unerträgliche Geburt.

# Nach der Geburt

Besonders gut entspannen konnte ich ______________________________

______________________________

______________________________

Die Geburt war ○ orgasmisch / ○ angenehm / ○ schmerzfrei / ○ beinahe schmerzfrei / ○ teilweise schmerzhaft, aber gut auszuhalten / ○ durchwegs sehr schmerzhaft / ○ unerträglich.

Meine Erwartungen an die Geburt wurden ○ erfüllt / ○ nicht erfüllt / ○ übertroffen.

Das hatte, denke ich, folgende Gründe: ______________________________

______________________________

## Falls es Schmerz gab:

Diese(n) Moment(e) habe ich bei der Geburt als schmerzhaft erlebt: ______________________________

Der Schmerz hat insgesamt eine ______________________________ Rolle gespielt.

## BLASENSPRUNG

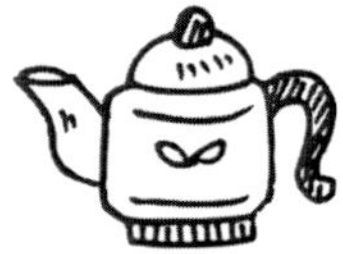

Die **Fruchtblase** kann schon vor Einsetzen der Wehen aufgehen oder erst kurz vor der Geburt. Manche Babys werden sogar mit **Glückshaube** geboren, kommen also in intakter Fruchtblase zur Welt.

Als **vorzeitigen Blasensprung** bezeichnet man einen Riss in der Fruchtblase vor dem Einsetzen der Wehen. Findet er weit vor dem erwarteten Geburtstermin statt und läuft nur wenig Fruchtwasser aus, handelt es sich evtl. um einen **hohen Blasenriss**, der sich auch wieder verschließen kann.

Geht das Fruchtwasser mit einem großen Platsch oder in größerer Menge kontinuierlich ab, so ist der Beginn der Geburt bald zu erwarten. Im Krankenhaus entsteht nach einem wehenlosen Blasensprung nicht selten ein gewisser Zeitdruck, weil man die Geburt innerhalb einer bestimmten Zeit nach dem Blasensprung vorantreiben will. Ist man zu Hause, kann man im Prinzip so lange abwarten, wie sich kein Fieber oder Unwohlsein als Zeichen für eine Infektion einstellen.

Gut zu wissen: Auch nach einem Blasensprung wird beständig **Fruchtwasser nachgebildet**, so dass das Baby nicht auf dem Trockenen liegt. Zu Hause, aber noch viel mehr in der Klinik, sollte jetzt auf jede **vaginale Untersuchung verzichtet** werden, um keine Keime nach oben in Richtung Kind zu schieben.

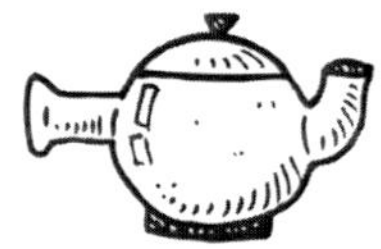

Der stetige **Fruchtwasserfluss** spült (gesundes Scheidenmilieu vorausgesetzt) normalerweise zuverlässig alles an Keimen nach unten zum Scheidenausgang hin, was dem Kind gefährlich werden könnte.

Hierzulande empfiehlt man hin und wieder noch der Mutter nach einem Blasensprung eine liegende Position und das Rufen der Rettung. So will man einem eventuellen **Nabelschnurvorfall** vorbeugen. Dieser ist bei einem reifen Kind in Schädellage aber so gut wie ausgeschlossen, weil das Köpfchen den Muttermund „abdichtet“ und so ein Vorbeitreiben einer eventuell tiefliegenden Nabelschnur verhindert.

Es gibt auch keine wissenschaftlichen Belege, die den mutmaßlichen Nutzen dieses Vorgehens (hinlegen, Rettung alarmieren) bestätigen. In vielen anderen westlichen Ländern ist eine solche Empfehlung völlig unbekannt.

Sinnvoller ist, nach einem Blasensprung die **Toilette** aufzusuchen und in fortwährenden Kippbewegungen das Fruchtwasser sowie, falls vorhanden, Harnblasen- und Darminhalt zu entleeren.

Durch die Zustandsveränderung innerhalb der Gebärmutter wird dein Körper aktiv aufgefordert, **Wehen** zu erzeugen.

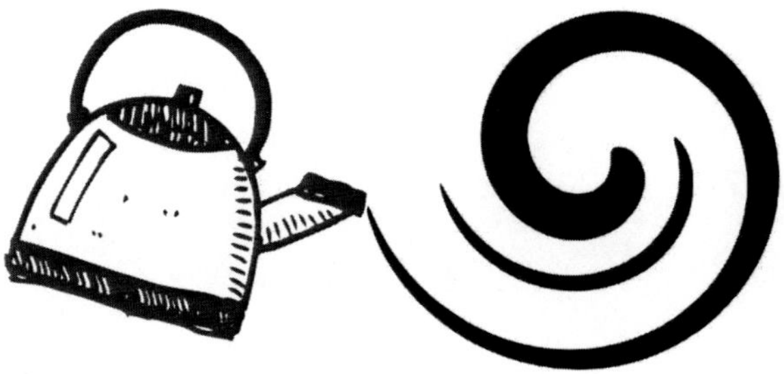

*Der Blasensprung war um*

______________ *Uhr.*

*Das habe ich gerade getan, als die Fruchtblase sprang:*

______________________________

______________________________

*Das Fruchtwasser sah so aus:*

______________________________

*Es hat gerochen wie*

______________________________

______________________________

*und sich angefühlt wie*

______________________________

______________________________

## HILFE, GRÜNES FRUCHTWASSER!

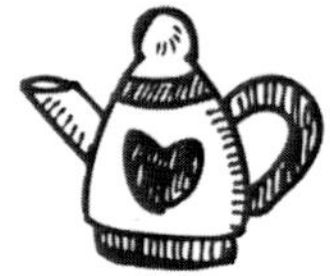

Babys machen **Pipi** ins Fruchtwasser und zum Ende der Schwangerschaft kann es auch vorkommen, dass sie schon mal **Groß** müssen, einfach, weil ihr **Verdauungssystem** bereits nahezu ausgereift ist.

Die wenigsten dieser Babys sind deshalb gestresst, und grünes Fruchtwasser allein ist eigentlich kein Indiz für ein unterversorgtes, gefährdetes Baby. Auch ist es kein Signal dafür, dass alle Anwesenden jetzt in Panik verfallen müssen.

Man muss bei grünem Fruchtwasser **weitere Kriterien** zum Geburtsverlauf mit einbeziehen, um eine halbwegs gute Beurteilung abgeben zu können. Leider ist dieser Umstand vielen unbekannt.

Will man selbst beurteilen, ob das grüne Fruchtwasser, das man sieht, Anlass zur Sorge bereiten sollte, kann man sich folgende **Fragen** stellen:

- Ist das **Fruchtwasser** eher dünnflüssig oder dick wie Erbsbrei? Die Erbsbrei-Variante ist ein eher bedenkliches Zeichen als die flüssige Form.
- Verläuft die **Geburt** zügig, oder gibt es Auffälligkeiten wie lange Wehenpausen, nachdem die Geburt eigentlich schon ordentlich in Gang war?
- Entstehen große **Pausen** abwechselnd mit heftigen Wehen?
- Lassen die **Wehen** nach, obwohl die Geburt schon dauert?
- **Bewegt** sich das Kind in dir?
- Welches **Gefühl** hast du bei der ganzen Sache?

Unter Abwägung dieser Dinge kannst du zu einer guten Entscheidung für das weitere Vorgehen kommen.

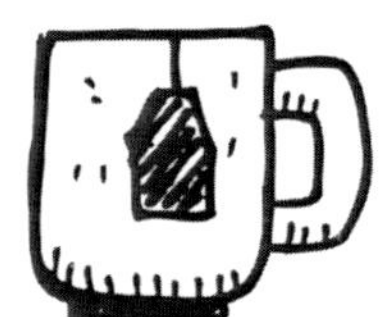

# WAS TUN BEI EINEM DAMMRISS?!

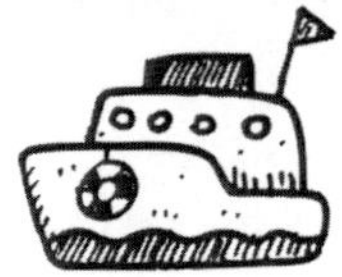

Ein **Dammriss** ist kein Schicksal, das manche Frau ereilt und manche nicht. Dein Damm ist so geschaffen, dass er eine Geburt (so gut wie) heil überstehen kann.

Allerdings stellt die **moderne Gebärposition** auf dem Rücken oder im Halbsitzen eine **unnatürliche Belastung** dar, der nicht jeder Damm standhält.

Dazu kommt die in der Menschheitsgeschichte vermutlich recht neue Gewohnheit, die Frau zum Pressen anzuleiten. **Gewalttätiges Pressen** ohne Pressdrang sollte man unbedingt **vermeiden**, wenn man unverletzt bleiben will. Der Körper produziert unter den Wehen genau die richtige Hormonmischung, die es dem Scheiden- und Dammgewebe erlaubt, weich und weit zu werden. Zwischen den Wehen aber funktioniert dieser automatische Schutz- und Eröffnungsmodus kaum, und wer in dieser Zeit trotzdem presst, reißt unter Umständen.

Am dammschonendsten ist also das Pressen im **Takt** mit dem Körper und in **aufrechter Haltung**. Selbst an den Damm zu fassen sowie warmes Wasser (bei einer Wassergeburt) oder eine warme Auflage helfen ebenfalls, die nötige Entspannung für einen verletzungsfreien Durchtritt des Köpfchen zu erreichen.

Findet die Geburt auf diese Weise statt, geschehen **selten Risse**. Und sollte dennoch etwas Gewebe einreißen oder eine Schürfwunde entstehen, heilen die Verletzungen meist problemlos von allein. Man kann sie jedoch auch (z.B. durch die Hebamme) nähen lassen oder Hautrisse mit einem Wundkleber kleben (Inhaltsstoffe ähnlich dem Sekundenkleber). **Höhergradige Risse** mit Beteiligung des analen Schließmuskels müssen genäht werden. Bei einer ungestörten Geburt sind solche Verletzungen aber normalerweise nicht zu erwarten.

Eine geburtsvorbereitende **Dammmassage** ist also eigentlich unnötig. Aber wer große Angst vor dem Reißen oder Freude daran hat, der kann auch gern ein bisschen massieren und seine Scheide schon in der Schwangerschaft sanft vordehnen.

Und der **Dammschnitt**? Er provoziert höhergradige Risse (Mitverletzung des analen Schließmuskels) und ist eigentlich für nichts gut. Besser, man lässt niemanden mit Schere in die Nähe, wenn es zur Geburt kommt.

## DIE HERAUSFORDERUNGEN DER ÜBERGANGSPHASE

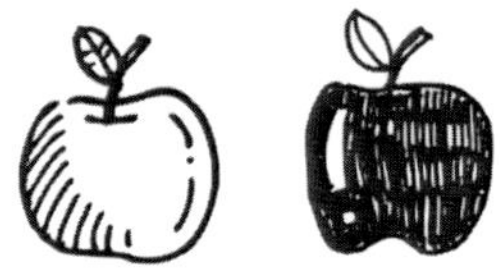

Die Übergangsphase ist jene Phase, in der sich der **Muttermund** vollständig **eröffnet** und sich das Baby für den endgültigen Auszug – also die **Pressphase** – bereit macht. Diese Zeit ist meist relativ kurz, aber körperlich und emotional die anstrengendste.

Jetzt kann es passieren, dass du gleichzeitig zitterst, frierst und schwitzt.

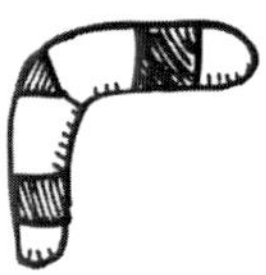

Es kann sein, dass du dich übergeben musst, dass du Angst bekommst und am liebsten hier und jetzt aus der ganzen Nummer aussteigen willst – vielleicht sogar per Kaiserschnitt.

Es kann passieren, dass deine sämtlichen **Entspannungstechniken** plötzlich nicht mehr greifen und dich pure Verzweiflung überkommt.

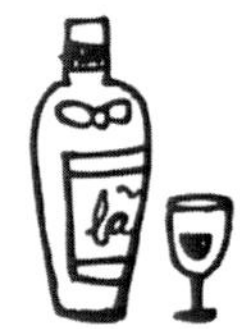

Sei versichert: In dieser Phase ist das alles nicht ungewöhnlich. Der **Hormoncocktail**, den dein Körper jetzt freisetzt, bewirkt all diese seltsamen inneren und äußeren Zustände und wird gleich auch den sogenannten **Fötus-Ausscheide-Reflex** in Gang bringen.

Mit anderen Worten: die Presswehen und die Geburt des Kindes sind nicht mehr weit, sobald du denkst, du schaffst das alles nicht mehr. Das Gefühl, das du entwickelst, ist übrigens ähnlich wie beim **Stuhlgang** kurz vor dem Ausscheiden – nur noch viel intensiver.

Befindest du dich also in dieser Phase und glaubst, es geht nicht mehr, dann sei dir sicher, dass du gleich dein Baby im Arm halten wirst.

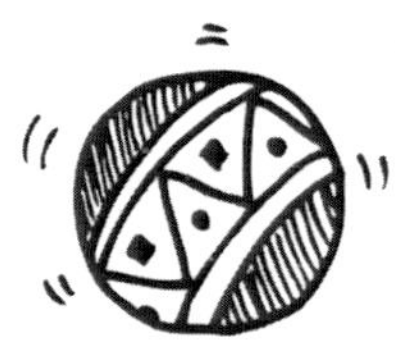

# Vier gute Gründe für eine aufrechte, aktive Gebärhaltung

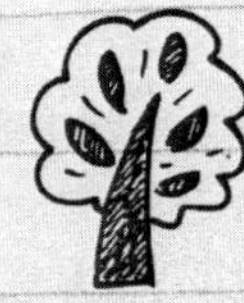

1. Weniger Dammverletzungen.
2. Eine leichtere Geburt durch mehr Platz für das Baby im Becken, da das Kreuzbein nach hinten ausweichen kann.
3. Die Schwerkraft hilft, Saugglocke und Zange werden überflüssig.
4. Unnötige Manipulationen durch Geburtshelfer wie Kristellern (kräftiges Mitdrücken auf den Bauch der Mutter, um das Kind schneller herauszubekommen) oder ein Dammschnitt werden erschwert bzw. unmöglich.

## ABNABELN – WIE, WANN UND WOMIT?

Im Krankenhaus wird die **Nabelschnur** nach einer Geburt normalerweise mit zwei Klemmen abgeklemmt und dann dazwischen durchgeschnitten, noch bevor der Blutfluss aus der Plazenta in Richtung Kind versiegt ist.

Es ist aber sinnvoll, mit dem **Abnabeln** zumindest so lange zu **warten**, bis die **Nabelschnur auspulsiert** hat. Im Idealfall sollte man mit dem Abnabeln warten, bis auch die **Plazenta geboren** ist, denn offenbar ermöglicht man eine reibungslosere Geburt der Plazenta, wenn das Gefüge Kind – Nabelschnur – Plazenta bis dahin intakt bleibt.

Manche Mütter entschließen sich sogar für eine sogenannte „Lotusgeburt", bei der die Plazenta so lange an der intakten Nabelschnur verweilt, bis die Nabelschnur nach einigen Tagen von alleine vom Kind abfällt.

Die **Nabelschnur** ist ein wunderbares Konstrukt: Sie hat während der gesamten Schwangerschaft das Baby nicht nur zuverlässig mit allem Notwendigen versorgt, sondern sie verschließt sich innerlich auch „vollautomatisch", sobald ihre Funktion nicht mehr gebraucht wird. Ihre **Innenwände verkleben** miteinander, und bis auf ein bisschen Blutschmiere kommt nichts mehr heraus, selbst wenn man die Nabelschnur ohne Klemme einfach so durchtrennt.

Für den Hausgebrauch ist das **Durchtrennen der Nabelschnur** also kein großer Akt und braucht nur ein sauberes Werkzeug (oder die eigenen Zähne).

Es empfiehlt sich, dem Kind zu Anfang ein etwa 20 bis 30 cm langes **Nabelschnurstück** zu lassen, damit es ein Zuviel an Blut dort abladen kann und die Umgebung sauber bleibt. Ein simpler Knoten am Ende der Nabelschnur oder das Abbinden mit einem Bändchen vermeidet das Nachbluten zusätzlich. Später kann man dann auf eine handlichere Länge kürzen.

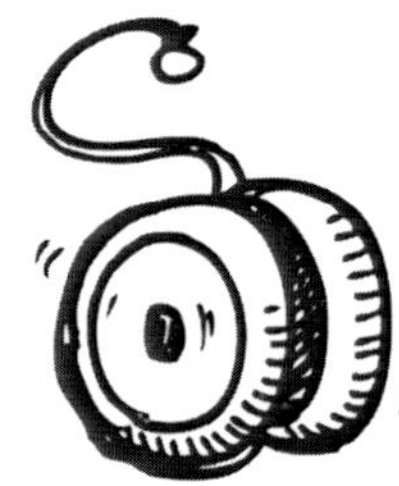

## DIE NACHGEBURTSPHASE: GEDULD BEUGT BLUTUNGEN VOR

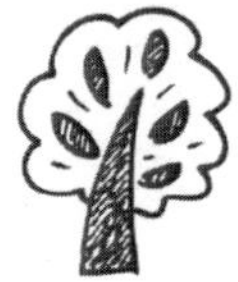

Im Krankenhaus ist man schnell dabei, vor dem **Auspulsieren** der Nabelschnur abzunabeln und anschließend die Plazenta durch Zug an der Nabelschnur herauszuziehen. Damit sollen Blutungen verhindert werden. Doch genau das Gegenteil ist oft der Fall.

Lässt man der Nabelschur hingegen Zeit auszupulsieren, kann das einige Minuten dauern. Dabei bekommt das Baby noch einen beträchtlichen Teil seines Blutvolumens zugeführt. Das hilft ihm, seine **Eisenspeicher** bis zum Beikostbeginn stabil zu halten.

Stört man diesen Vorgang – also den Dialog zwischen **Baby und Plazenta** – nicht durch vorschnelles Abnabeln, löst sich die Plazenta normalerweise von alleine, sobald die **Nabelschnur** auspulsiert hat.

Diese **Plazenta-Lösung** kann auch einmal zwei Stunden dauern.

Professionelle Geburtshelfer im Krankenhaus (aber auch manche Hebamme bei einer außerklinischen Geburt) geben der Nachgeburt für gewöhnlich maximal 30 Minuten Zeit, bevor sie aktiv werden. Dann wird gezogen und gedrückt, und das nicht selten mit **Gewalt**. Gefährliche Blutungen und eine unvollständige Plazenta, auf die eine Ausschabung folgt, sind die leider nicht seltene Folge.

Die Nachgeburt kannst du am besten im **Hocken** selbst nach einer gewissen Zeit herausdrücken, während du – je nach Gefühl – sanft und schmerzfrei an der Nabelschnur ziehst.

Optimalerweise hast du bei diesem intimen und wichtigen Vorgang all die **Zeit**, die du brauchst, und wirst durch fremde Personen nicht beim Gebären gestört.

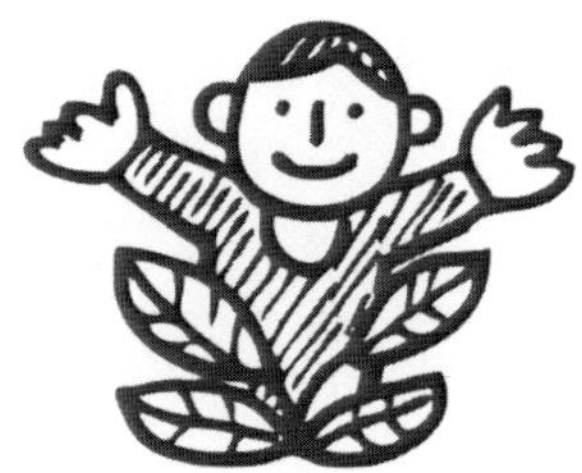

# Die Geburt

Am ______________________ um ____________ Uhr wusste ich, dass die Geburt begonnen hat, weil

______________________________________________________________________________

______________________________________________________________________________

Ab ______________________ um ____________ Uhr forderten die Wehen so viel Aufmerksamkeit, dass ich innehalten und mich ganz auf sie konzentrieren musste.

So ging es weiter: ____________________________________________________________

______________________________________________________________________________

Richtig intensiv wurde es ______________________________________________________

______________________________________________________________________________

Diese Zeit verbrachte ich ______________________________________________________

______________________________________________________________________________

Am meisten geholfen hat mir dabei ______________________________________________

______________________________________________________________________________

Mein Baby kam am ______________________ um ____________ Uhr zur Welt.

Ich habe es in folgender Gebärposition geboren: ______________________________________________

____________________________________________________________________________________

Es wurde ◯ mit dem Kopf zuerst / ◯ mit den Füßen zuerst / ◯ mit dem Po zuerst / ◯ als Sternengucker geboren.

Als Erstes entgegengenommen wurde es von ______________________________________________

Geburtsort war ____________________________________________________________________

Es ist ◯ ein Mädchen / ◯ ein Junge. Es sind Zwillinge. ◯ Ja / ◯ nein

Abgenabelt wurde um ____________ Uhr von ____________________________________________

Das erste Stillen fand am ______________________ um ____________ Uhr statt.

Die Nabelschnur ist ______ Tage nach der Geburt abgefallen, und zwar bei dieser Gelegenheit:

____________________________________________________________________________________

Ich habe Geburtsverletzungen davongetragen: ◯ ja / ◯ nein

Diese habe ich ◯ nähen lassen / ◯ natürlich heilen lassen.

Bei der Geburt dabei war(en) ______________________

______________________

Folgende Besonderheiten traten während der Geburt auf: ______________________

______________________

______________________

So ging es mir direkt nach der Geburt: ______________________

______________________

______________________

So ging es dem Baby direkt nach der Geburt: ______________________

______________________

______________________

Es hat ◯ Vitamin K / ◯ antibiotische Augentropfen / ______________________ bekommen.

# Die Nachgeburtsphase

Die Nachgeburt kam ______________________________

______________________________

______________________________

Folgende Besonderheiten gab es bei der Geburt der Plazenta: ______________________________

______________________________

______________________________

Mein Baby wurde gewogen und vermessen von: ______________________________

Dies geschah um ______________ Uhr.

Mein Baby war ______________ g schwer und ______________ cm lang.

Der Kopfumfang betrug ______________ cm.

Wir haben unser Kind ______________________________ genannt.

Wir haben unsere Zwillinge ______________________________ und ______________________________ genannt.

PLATZ FÜR FOTOS

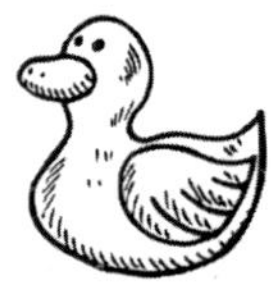

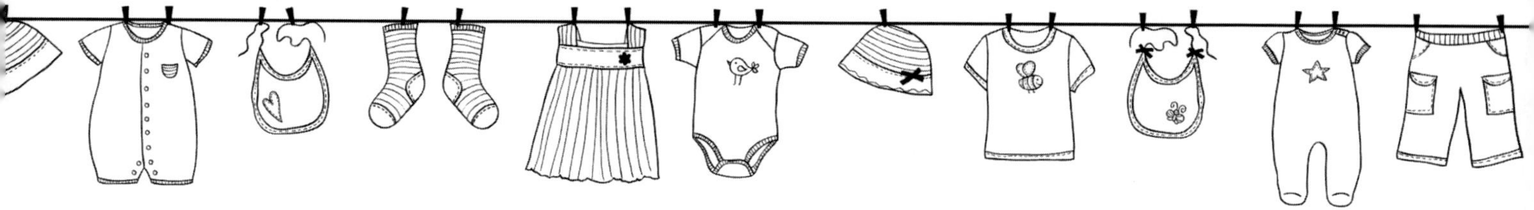

# DAS WOCHENBETT: BABY-FLITTERWOCHEN

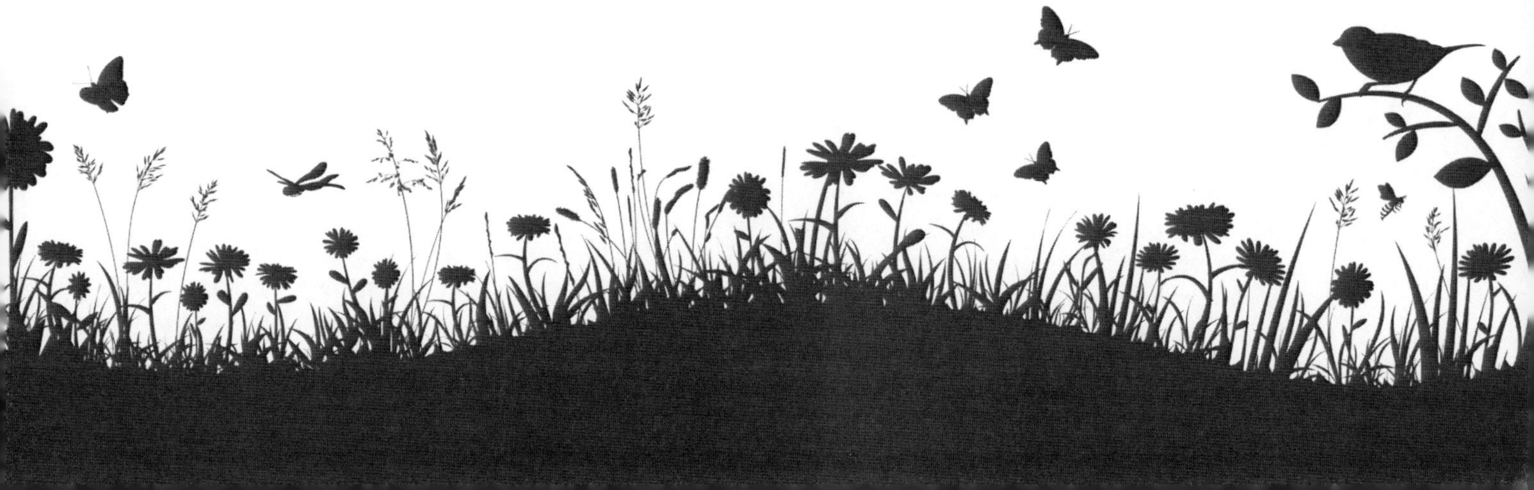

## STILLEN

Hast du mindestens eine vollständige Brust und bist halbwegs gut ernährt? Dann kannst du auch stillen. Davon darfst du getrost ausgehen, egal, wie viele sogenannte milchlose Fleischbrüste und Flaschenkinder es in deiner Familie schon gegeben hat. Die einzige Hürde ist, dass die Bedienungsanleitung für deine Brüste nicht mitgeliefert wurde und du dir mit der falschen Handhabe das **Stillen** auch völlig verbauen kannst. Im Folgenden ein paar Kniffe, damit es klappt:

- Lass es **ruhig** angehen! Solange ihr das Stillen übt, überlass den Haushalt und sämtliche Verpflichtungen jemand anderem. Wenn nötig, organisiere dir schon vor der Geburt **Hilfe** für diese Zeit. Wenn es an Nachtschlaf mangelt und das Baby dich 24 Stunden am Tag braucht, bleiben gute Mahlzeiten schnell auf der Strecke. Damit du gute Milch produzieren kannst, lass dich in der ersten Zeit am besten bekochen und verwöhnen.
- Achte auf eine ausreichende **Kalziumzufuhr**, evtl. durch Tabletten oder Pulver. Die Geburt hat deine Kalziumreserven in Anspruch genommen, und wenn du lange gute Milch produzieren möchtest, so ist es hilfreich, genug Kalzium zuzuführen.

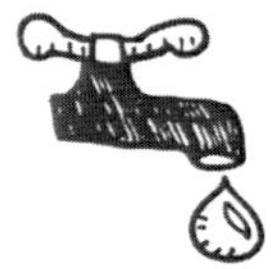

Lass dein Baby an der Brust trinken, sobald es möchte, auch bevor die Milch richtig einschießt. Die gelbe **Vormilch**, die jetzt schon kommt, ist voller wertvoller Immunstoffe. Das sollte dein Kind auf keinen Fall verpassen.

- Achte von Beginn an darauf, dass das Baby die **Brustwarze** samt Vorhof in den Mund nimmt. Wunde, vielleicht sogar blutig genuckelte Brustwarzen sind einfach keine Freude. Aber falls es doch passiert, geht die Welt nicht unter. Dies ist ein Anfangsproblem und bald überwunden.
- Bei **wunden Brustwarzen**, beziehungsweise am besten noch, bevor es dazu kommt, hilft reines **Wollfett** (Lanolin, du bekommst es im Babyfachhandel oder in der Apotheke), das vor und nach dem Stillen aufgetragen werden kann und (auch vor dem Stillen) nicht abgewaschen zu werden braucht.
- **Vermeide Zufüttern** aller Art! Die Brust regelt das Angebot der Nachfrage entsprechend. Willst du, dass deine Brüste mehr Milch machen, dann

lass das Baby immer dann an die Brust, wenn es will. Lass dich dabei nicht von der Waage gängeln, sondern sieh dir dein Kind mit eigenen Augen an. Macht es regelmäßig Pipi und trinkt es gut, dann wird es eventuelle Gewichtsverluste auch wieder ausgleichen.

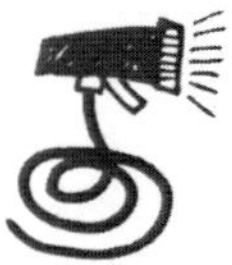

Dein vollgestilltes Baby braucht nicht jeden Tag **Stuhlgang** zu haben. Lass dich nicht verunsichern, wenn es einmal über längere Zeit kein großes Geschäft macht. Das ist normal.

- Mach dich frei von strikten Vorgaben wie nur alle 4 Stunden zu stillen, nur eine Brust pro Mahlzeit zu geben, nur 10 Minuten am Stück zu stillen, nachts nicht zu stillen, mit 6 Monaten abzustillen usw. Richte dich nicht nach der Uhr oder dem Kalender, sondern nach deinem **Baby**. Das Baby muss nicht auf theoretische Vorgaben abgestimmt werden. Hauptsache, ihr beide seid aufeinander eingestimmt.
- Lass dein Baby so neben dir **schlafen**, dass du dich zum Stillen nachts nur umzudrehen brauchst. So muss das Baby nicht schreien, wenn es hungrig wird, und du brauchst zum Stillen nicht extra aus dem warmen, kuscheligen Bett aufzustehen.
- Trage dein Baby im **Tragetuch** und lass es öfters mal (nackt) auf deiner Brust liegen. Das stärkt eure Bindung und eure Stillbeziehung.
- Keine Angst vor dem nächsten **Wachstumsschub**: In Zeiten von Entwicklungssprüngen ist das Baby oft unausgeglichen. Es will häufig an die Brust und meldet damit auch einen höheren Bedarf an Muttermilch an. Das bedeutet nicht, dass du zu wenig Milch hast. Es bedeutet nur, dass jetzt mehr Milch bestellt wird. Deine Brust wird innerhalb von Tagen darauf reagieren, mehr Milch machen und die Stillmahlzeiten pegeln sich wieder auf ein normales Maß ein.

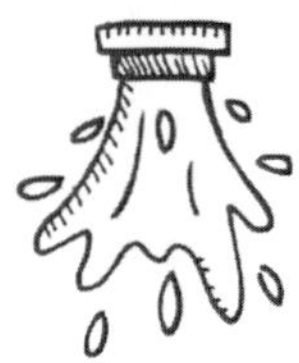

**Abstillen** kann warten: Das natürliche Abstillalter beträgt 3 bis 7 Jahre. Wenn es euch beiden Freude macht, dann lasst euch nicht von hierzulande geltenden Zeitlimits unter Druck setzen.

## Wir stillen

Unser Stillstart verlief ○ problemlos / ○ mit folgenden Schwierigkeiten: ______________________

Dabei hat mir das geholfen: ______________________

## So geht es mir mit dem Stillen

Datum: ______________  Mein Baby ist nun ________ Wochen alt

Das genieße ich: ______________________

Datum: ______________________ Mein Baby ist nun __________ Wochen alt

Das genieße ich:

Datum: ______________________ Mein Baby ist nun __________ Wochen alt

Das genieße ich:

# DIE ALTE UND DIE NEUE FORM

In den Tagen nach der Geburt fühlst du dich wahrscheinlich noch ziemlich **gedehnt** im Schritt. Möglicherweise fällt es dir schwer, auch nur ein paar Schritte mehr zu gehen oder beim Niesen das Wasser zu halten.

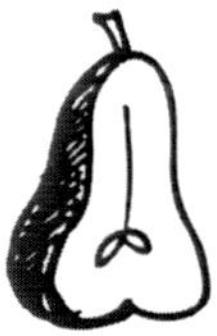

Dein Bauch hängt vorn wie eine weiche Birne herab, und wenn dann die **Milch** einschießt und deine Brüste zum Bersten gefüllt sind, fühlst du dich vielleicht nicht besonders schön, sondern wünschst dir sehnsüchtig deine alte **Figur** und dein vorschwangerschaftliches Gewicht zurück.

Dabei darfst du zu Recht stolz auf deinen **Prachtkörper** und seine Leistung sein! Und wenn du dich schon in der Schwangerschaft gut gepflegt hast, dann verschwinden auch bald dein Bauch und eventuell angelegte **Speckpölsterchen**. Diese werden dir sogar noch nützlich sein und sich in den nächsten Monaten in nahrhafte **Muttermilch** verwandeln.

Wenn du deinen Bauch abtastest, kannst du auch verfolgen, wie deine **Gebärmutter** von Tag zu Tag kleiner wird, bis sie wieder ihre normale Größe erreicht und vollständig hinter deinem Schambein verschwindet.

Nun ist die Zeit gekommen, deinem **Beckenboden** ein bisschen Pflege zukommen zu lassen. Dabei solltest du dich aber nicht einseitig auf sogenannte **Kegel-Übungen** verlassen. Diese konzentrieren sich zwar auf die Kräftigung der Muskeln, die den Beckenboden bilden, lassen aber die wichtige Rolle außer Acht, die die Gesäßmuskeln und die sehnige Aufhängung des Beckenbodens am Ende der Wirbelsäule spielen. Ein Gleichgewicht all dieser anatomischen Strukturen ist notwendig, um sich einen stabilen Beckenboden zu bewahren.

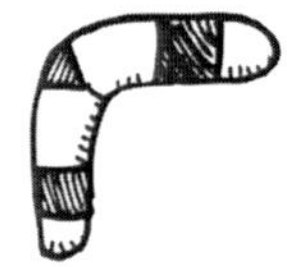

Wie auch in Vorbereitung auf die Geburt spielt hier das bereits auf S. 54 erwähnte **Hocken** eine wichtige Rolle. Dabei werden nicht nur die Muskeln des Beckenbodens trainiert, sondern auch die Gesäßmuskeln und der gesamte hintere Beckenbereich, der für einen straffen Beckenboden notwendig ist.

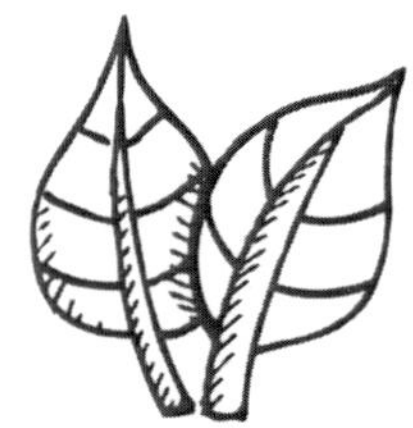

So geht es mir mit meiner neuen Form:

So finde ich zurück zu meiner Lieblingsform:

## KLEINE SCHREIKUNDE UND HILFREICHE TRICKS

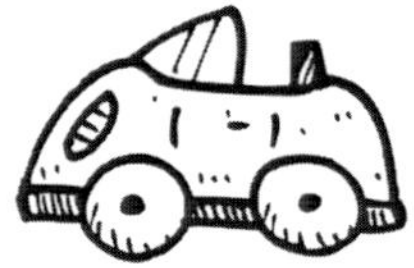

Neugeborene können sich noch nicht verbal ausdrücken. Wenn sie etwas sagen wollen, dann schreien sie. Es ist sozusagen die erste, universale **Babysprache**. Erst später kommen verschiedene Laute dazu, mit denen sie sich ebenfalls ausdrücken. Schreien kann also zum Beispiel Folgendes bedeuten:

**„Ich hab Hunger!“** – Die Lösung für dieses Problem ist in der Regel einfach herbeizuführen.

**„Mir ist zu warm / zu kalt!“** – Etwas anziehen oder ausziehen, auch kein Problem. Ob das Baby richtig temperiert ist, kann man in seinem Nacken fühlen. Hier sollte Körpertemperatur herrschen. Hände und Gesicht dürfen kühler sein.

**„Ich bin müde!“** – Manchmal fällt es einem Baby schwer, in den Schlaf zu finden, obwohl es unglaublich müde ist. Möglicherweise war der vergangene Tag voller neuer Eindrücke, oder du hast dich über etwas geärgert oder aufgeregt und jetzt ist auch dein Kind noch aufgekratzt. Helfen kann: in den Schlaf stillen, in den Schlaf tragen (auf dem Arm oder im Tragetuch) oder das Baby fest in eine Decke einwickeln (pucken) und dann stillen oder liegend (mit „schschschsch-Lauten“ oder einem Einschlafliedchen) hin und her wiegen.

**„Ich mache gerade einen Entwicklungssprung!“** – In dem Fall ist das Baby generell quengelig und schläft nicht mehr so problemlos ein und durch wie sonst. Neben den bereits erwähnten Maßnahmen hilft oft einfach nur aushalten und auf bessere Zeiten hoffen. Sie kommen gewiss.

**„Ich hab Blähungen!“** – Babys haben in den ersten Lebenswochen abends meist Phasen, wo sie unruhig sind und schreien. Damit einher gehen manchmal Blähungen, aber nicht immer. Hier helfen oben genannte Beruhigungsmethoden und eventuell folgende Hausmittelchen:

- warmes Kirschkernkissen auf den Bauch
- Bauch sanft im Uhrzeigersinn massieren
- Kümmelzäpfchen
- ein warmes Bad (sorgt für Entspannung)
- mit dem kleinen Finger den After massieren, so dass die Winde leichter abgehen können.

**„Ich muss mal Pipi / Kacka machen!“** Auch sehr kleine Babys spüren schon, wenn sie mal müssen, und signalisieren das oft. Nur wir Erwachsenen haben gelernt, dass Babys ihr kleines oder auch großes Geschäftchen einfach laufen lassen. Also tragen wir einen unruhigen Säugling nachts eher durch die Gegend, als auf das Naheliegende zu kommen: nämlich dass er mal muss.

Manche Mütter halten einen kleinen Topf parat, den sie beim Stillen unter den Babypo halten. Dabei findet Zufuhr und Ausfuhr in einem Abwasch statt (man kann das Baby dabei leicht am Bauch kitzeln und ihm einen Schlüssellaut wie zum Beispiel „wisiwisiwisi“ geben) und die Nacht kann friedlich weitergehen.

Die Methode ist natürlich auch für den Tag geeignet, um Windeln zu sparen und dem Baby zu helfen, sich seiner Ausscheidungsfunktionen bewusst zu bleiben.

In modernen Wegwerfwindeln lernen Babys nach ein paar Wochen tatsächlich, dass sie es ansatzlos laufen lassen sollen – und das tun sie dann auch für die nächsten 2 bis 3 Jahre.

*Beim Baby gab es in den ersten Tagen und Wochen nach der Geburt folgende Besonderheiten, und so haben wir sie in den Griff bekommen:*

_______________

_______________

_______________

_______________

_______________

_______________

*Besonders anstrengend waren folgende Tage:*

*vom* _______ *bis zum* _______

*vom* _______ *bis zum* _______

*vom* _______ *bis zum* _______

*vom* _______ *bis zum* _______

*vom* _______ *bis zum* _______

# MYTHOS DURCHSCHLAFEN

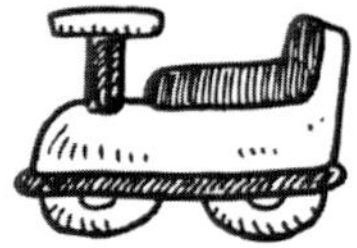

„Schläft dein Kind schon durch?“ In Gesprächen unter frischgebackenen Müttern ist das die Prestigefrage schlechthin.

Die Antworten sind entsprechend frei erfunden, froh erlogen und selten wahr. Sicherlich gibt es Babys, die – wenigstens eine Zeitlang – wirklich mal die ganze Nacht lang ohne aufzuwachen **durchschlafen**. Das darf man allerdings getrost als große **Ausnahme** betrachten.

Normalerweise wachen Babys mehrmals pro Nacht auf, um zu **stillen** und **Pipi** zu machen. Genau wie wir Erwachsenen auch haben sie Phasen des Tiefschlafs und Phasen, wo sie kurz aufwachen.

Uns Erwachsenen geht es nicht anders, mit dem Unterschied, dass wir groß genug sind, um allein weiterzuschlafen und uns deshalb morgens an diese kurzen Wach-Episoden nicht mehr erinnern können.

Ein Baby aber braucht die **Versicherung**, dass Mama noch da ist und sich, auch jetzt, um seine Bedürfnisse kümmert. Die Erwartung, dass das Baby spätestens mit 6 Monaten durchschläft, ist wohl vor allem dem Brauch geschuldet, dass man in unserer Gesellschaft das Kind frühestmöglich in ein anderes Zimmer ausquartiert und dann das Ende des damit verbundenen lästigen nächtlichen Aufstehens herbeisehnt.

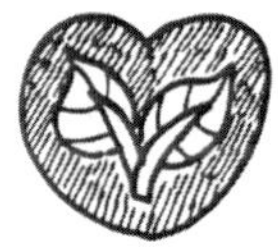

Wer sein Baby **neben sich** liegen hat, den wird nächtliches Aufwachen weniger stören, obwohl der ständig unterbrochene Schlaf in Zeiten eines Schubs natürlich auch schon mal an die Substanz gehen kann.

Aber danach finden sich immer auch wieder ruhigere Zeiten ein, in denen man mehr Schlaf bekommt.

Es gab wohl mal einen Versuch, wo man Babys, die 6 Monate alt waren, nachts die Nahrung vorenthielt. Diese Babys überlebten, also schlussfolgerte man munter, dass Babys nachts nichts zu essen brauchen.

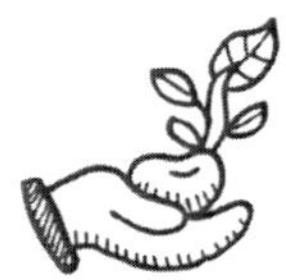

Inzwischen weiß man, dass Babys besonders im Schlaf **wachsen**. Auch das Babyhirn wächst und das braucht dafür unter anderem die essentiellen **LCP-Fettsäuren** (besondere langkettige, mehrfach ungesättigte Fettsäuren) aus der **Muttermilch**.

**Gut zu wissen: Muttermilch verursacht keine Karies**. Nicht mal Bakterien sind an den verfaulenden Zähnen primär schuld, obwohl uns das landauf, landab eingebläut wird. In Wirklichkeit aber sind ein Mangel an **fettlöslichen Vitaminen (A, D, K, E)** und ein hoher Zuckerkonsum an der Zahnfäule schuld. Ergänzt du deine gesunde Ernährung beispielsweise mit fermentiertem Lebertran, bekommst du genug von diesen Vitaminen und gibst deinem Kind über die Muttermilch auch noch etwas davon ab.

So kann Karies bei euch beiden trotz des Stillens gar nicht erst entstehen, und gibt es bereits entmineralisierte Stellen (= Löcher), härten diese in der Regel wieder aus.

## DER ERSTE SCHNUPFEN

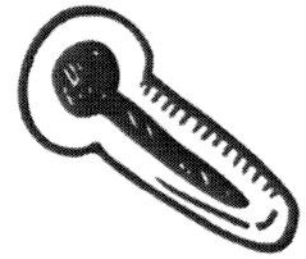

Und dann geschieht es: der erste **Schnupfen**, das erste Mal **Fieber**! Dies alles sind ganz normale Erscheinungen in jedem Menschenleben, und doch stürzen sie manche Eltern in eine richtige Krise, die sie auch mal um Mitternacht in die Notaufnahme treibt.

Dein Kind hat Fieber? Herzlichen Glückwunsch! Das ist kein Scherz! Fieber bedeutet, dass das **Immunsystem** deines Kindes arbeitet. Ohne Fieber stünde es vielen Krankheiten hilflos gegenüber. Gerade kleine Kinder haben noch die Fähigkeit, sehr schnell und hoch zu fiebern. Beängstigend für die Erwachsenen, aber durchaus gesund. Wenn man den kleinen Körper fiebern lässt, ist er ruckzuck wieder gesund. Da können wir als Erwachsene manchmal schon neidisch sein, wenn wir dagegen zwei Wochen mit einem grippalen Infekt herumlaborieren.

Fieber ist also keine Krankheit, sondern eine sehr sinnvolle Einrichtung, die man nicht zu unterdrücken braucht. Tut man es doch, hat das womöglich eine verlängerte Genesungszeit oder komplizierte Verläufe zur Folge. Also: Nur Mut zum Fieber! Es ist eine sehr gesunde Einrichtung.

**Bei Fieber gilt grundsätzlich: Achte darauf, dass dein Baby ausreichend trinkt**. Normalerweise sollte reichliches Stillen genügen, fallweise kannst du aber auch zusätzlich Wasser geben. Du wirst merken, ob dein Baby mit dem Fieber zurechtkommt. Fieberspitzen sind hierbei normal, und während dieser können Babys und Kleinkinder auch richtig apathisch wirken. Dieser Zustand währt aber nur kurz, und danach ist dein Kind wieder „normal“ krank und verhält sich unauffällig.

Bist du dir unsicher über die Art und Weise, wie dein Kind mit Fieber umgeht, so hole ärztlichen Rat ein, um zum Beispiel eine Hirnhautentzündung (Meningitis) auszuschließen.

Für die verstopfte **Schnupfnase** hilft ein Nasensauger für Babys, um den störenden Rotz zu entfernen. Du kannst aber auch mit deinem eigenen Mund den Babyrotz **absaugen** und so zu einem vereinfachten Durchatmen verhelfen. Rohe, aufgeschnittene **Zwiebeln** erleichtern das Atmen außerdem, und wenn du Kopf und Oberkörper deines Babys etwas erhöht **positionierst**, dann tut sich dein Baby beim Schlafen leichter. Schnupfen ist für einen Säugling eine Herausforderung,

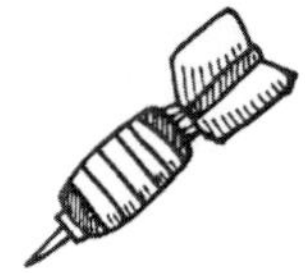

weil er ein **Nasenatmer** ist (also nicht ohne weiteres auf Mundatmung umschalten kann). Und natürlich ist so ein Baby-Schnupfen auch für die Mutter eine Herausforderung. Sei geduldig und hole dir Unterstützung im Haushalt, damit du in Ruhe stillen und verpassten Schlaf nachholen kannst.

Am liebsten wollen wir Eltern ja, dass unsere Kinder nie krank werden. Und die Medizin hat gegen unsere Krankheitsangst auch schon etwas parat: künstliche Immunität per Spritze. Gegen 6 Krankheiten auf einmal immun werden? Klingt doch verlockend! Die Palette der **Impfungen**, die notwendig sind, um als durchgeimpft zu gelten, steigt immer noch stetig.

Sind unsere Kinder deshalb gesünder? Schön wäre es! Dank besserer Hygiene und Lebensverhältnisse haben die Kinderkrankheiten zwar schon vor Einführung der Massenimpfungen auf fast das heutige Niveau abgenommen, auf der anderen Seite erkranken immer mehr der heutigen Kinder an **Allergien** und **Autoimmunerkrankungen** wie Diabetes Typ 1 (dabei zerstört der Körper seine eigenen Insulinzellen). Die Funktion des Immunsystems ist insgesamt sehr komplex und in seiner Gänze noch lange nicht verstanden. Auf jeden Fall gibt es da viel mehr als nur Antikörper, die als Antwort auf den Kontakt mit Mikroorganismen hergestellt werden – aber selbst die schlauesten Wissenschaftler sind da noch am Forschen und Rätseln. In Anbetracht dieser Tatsachen scheint eine gewisse Zurückhaltung mit den Spritzen, die das Immunsystem manipulieren, vor allem in einem zarten Alter von wenigen Wochen angebracht. Auch um zu verhindern, dass das noch unreife Immunsystem irgendwann Amok läuft und Freund von Feind nicht mehr unterscheiden kann.

Für eine gesunde Entwicklung des Immunsystems ist eine nicht allzu saubere **Umgebung** ebenfalls von Vorteil. Der Schnuller muss also nicht jedes Mal abgekocht werden, wenn er auf dem Boden lag oder der Nachbarsjunge ihn erwischt hat. Später, wenn das Kind mobil wird, darf es ruhig regelmäßig eine Runde auf dem Bauernhof herumkrabbeln und **Dreck** naschen – besser kann man ihm unliebsame Dauerplagen wie Allergien kaum vom Hals halten. Für alle, die keinen Bauernhof ums Eck haben, scheint zur Allergievorbeugung auch die Anschaffung eines **Hundes** empfehlenswert.

## Impfen

Mit dem Impfen verfahren wir so: ○ Wir impfen nach Programm und vertrauen unserem Kinderarzt. / ○ Wir müssen uns noch informieren. / ○ Wir impfen später, aber nicht alles. / ○ Wir impfen im ersten Jahr nicht und überlegen dann weiter. / ○ Wir impfen gar nicht.

## Krank, was dann?

Wenn das Kind krank ist, wollen wir so vorgehen:

# Diese ersten Krankheiten haben wir gemeinsam bewältigt:

Krankheit: ______________________ Datum: ____________

Kommentar: ______________________________________

Krankheit: ______________________ Datum: ____________

Kommentar: ______________________________________

Krankheit: ______________________ Datum: ____________

Kommentar: ______________________________________

Krankheit: ______________________ Datum: ____________

Kommentar: ______________________________________

Krankheit: ______________________ Datum: ____________

Kommentar: ______________________________________

## BÄRCHEN, SCHNULLER UND ANDERE ERSATZOBJEKTE

Manche Eltern gewöhnen ihr Baby vom ersten Tag an ein bestimmtes Stofftier. Manche Kleinkinder wählen ihren „besten Freund“ irgendwann selbst, um sich nachts oder in der Krippe nicht einsam zu fühlen.

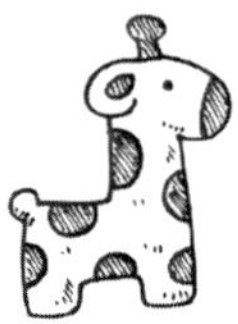

So niedlich wie es auf den ersten Blick aussehen mag, wenn ein Kind mit dem Teddybär im Arm unterwegs ist, sollte das nicht darüber hinwegtäuschen, dass es sich um ein **Ersatzobjekt** handelt. Ein Objekt, das die Mutter oder eine nahe Person ersetzt und dem Kind in Abwesenheit dieser Person(en) Sicherheit gibt.

Kinder, die in jungen Jahren in beständiger Nähe ihrer Mutter aufwachsen und nachts auch bei ihr schlafen dürfen, binden sich selten an ein Plüschtier. Hier darf jede Mutter selbst entscheiden, wie eng sie die **Bindung** an ihr Kind wünscht, oder ob sie es lieber einer Arbeit oder der Bequemlichkeit zugunsten an ein Ersatzobjekt gewöhnen will.

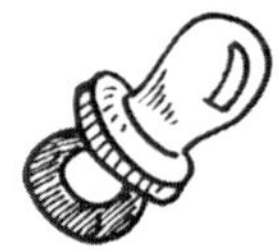

Mit dem **Schnuller** verhält es sich ähnlich. Er ist ein Ersatz für die Mutterbrust, nach der auch das Kleinkind sich noch sehnt. Möchte die Mutter nicht so lange stillen, ist der Schnuller ein Ersatz, der das Bedürfnis des Kindes befriedigt.

Stillt die Mutter ihr Kind, solange dieses das möchte, wird es dauerhaft keinen Schnuller brauchen und auch eine Entwöhnung fällt weg.

Speziell in den ersten Monaten kann es aber vorkommen, dass der **Saugbedarf** des Babys sehr groß ist. Es will dann nur saugen, ist aber satt. Trotzdem kommt in dieser Zeit schon nach kurzem Saugen sehr viel Milch.

Dann können der kleine Finger oder auch ein Schnuller helfen, das Saugbedürfnis zu stillen. Wird das Kind normal nach Bedarf gestillt, wird es davon keine Abhängigkeit vom Nuckel entwickeln.

Was mein Baby wirklich braucht:

## MEIN WOHLFÜHL-BAROMETER DURCH SCHWANGERSCHAFT UND WOCHENBETT

Auf einer Skala von 1 bis 10 kannst du in deinen Lieblingsfarben eintragen, wie es dir die schwangeren Wochen über geht oder ging. 1 bedeutet ganz mies ☹, 10 bedeutet wunderbar ☺.

| | 1 | 2 | 3 | 4 | 5 | 6 | 7 | 8 | 9 | 10 |
|---|---|---|---|---|---|---|---|---|---|---|
| 1. SSW | | | | | | | | | | |
| 2. SSW | | | | | | | | | | |
| 3. SSW | | | | | | | | | | |
| 4. SSW | | | | | | | | | | |
| 5. SSW | | | | | | | | | | |
| 6. SSW | | | | | | | | | | |
| 7. SSW | | | | | | | | | | |
| 8. SSW | | | | | | | | | | |
| 9. SSW | | | | | | | | | | |
| 10. SSW | | | | | | | | | | |
| 11. SSW | | | | | | | | | | |
| 12. SSW | | | | | | | | | | |
| 13. SSW | | | | | | | | | | |
| 14. SSW | | | | | | | | | | |
| 15. SSW | | | | | | | | | | |
| 16. SSW | | | | | | | | | | |
| 17. SSW | | | | | | | | | | |
| 18. SSW | | | | | | | | | | |
| 19. SSW | | | | | | | | | | |
| 20. SSW | | | | | | | | | | |

| | 1 | 2 | 3 | 4 | 5 | 6 | 7 | 8 | 9 | 10 |
|---|---|---|---|---|---|---|---|---|---|---|
| 21. SSW | | | | | | | | | | |
| 22. SSW | | | | | | | | | | |
| 23. SSW | | | | | | | | | | |
| 24. SSW | | | | | | | | | | |
| 25. SSW | | | | | | | | | | |
| 26. SSW | | | | | | | | | | |
| 27. SSW | | | | | | | | | | |
| 28. SSW | | | | | | | | | | |
| 29. SSW | | | | | | | | | | |
| 30. SSW | | | | | | | | | | |
| 31. SSW | | | | | | | | | | |
| 32. SSW | | | | | | | | | | |
| 33. SSW | | | | | | | | | | |
| 34. SSW | | | | | | | | | | |
| 35. SSW | | | | | | | | | | |
| 36. SSW | | | | | | | | | | |
| 37. SSW | | | | | | | | | | |
| 38. SSW | | | | | | | | | | |
| 39. SSW | | | | | | | | | | |
| 40. SSW | | | | | | | | | | |
| 41. SSW | | | | | | | | | | |
| 42. SSW | | | | | | | | | | |

| | 1 | 2 | 3 | 4 | 5 | 6 | 7 | 8 | 9 | 10 |
|---|---|---|---|---|---|---|---|---|---|---|
| 1. Babywoche | | | | | | | | | | |
| 2. Babywoche | | | | | | | | | | |
| 3. Babywoche | | | | | | | | | | |
| 4. Babywoche | | | | | | | | | | |
| 5. Babywoche | | | | | | | | | | |
| 6. Babywoche | | | | | | | | | | |
| 7. Babywoche | | | | | | | | | | |
| 8. Babywoche | | | | | | | | | | |
| 9. Babywoche | | | | | | | | | | |
| 10. Babywoche | | | | | | | | | | |
| 11. Babywoche | | | | | | | | | | |
| 12. Babywoche | | | | | | | | | | |

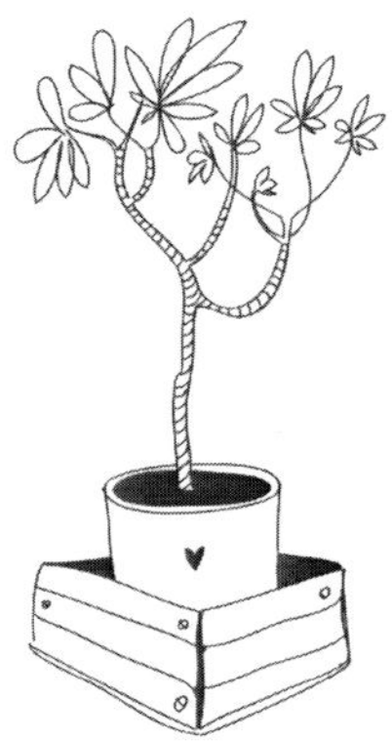

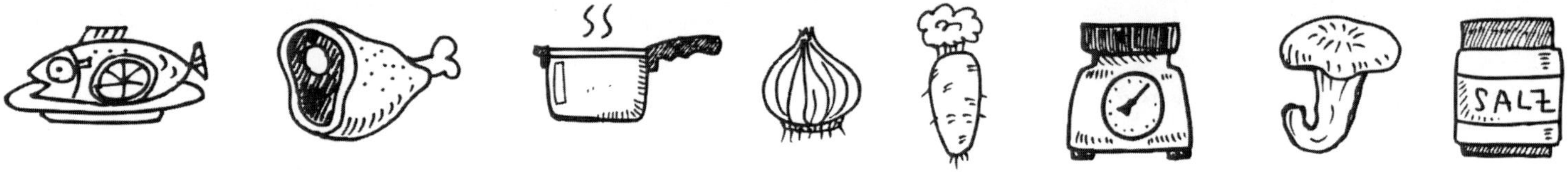


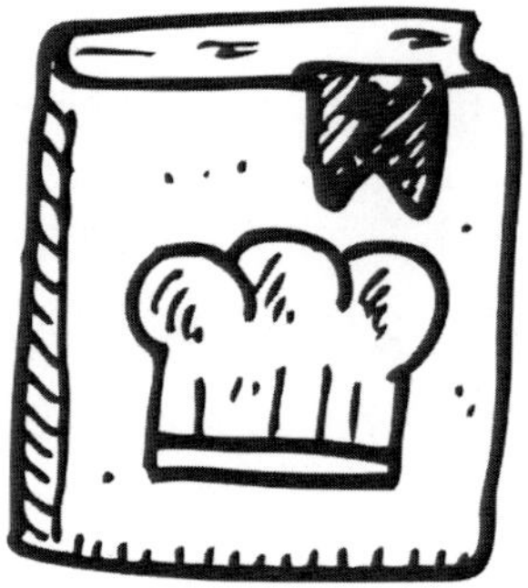

# Nährstoffreiche Rezepte für Schwangerschaft, Wochenbett und danach

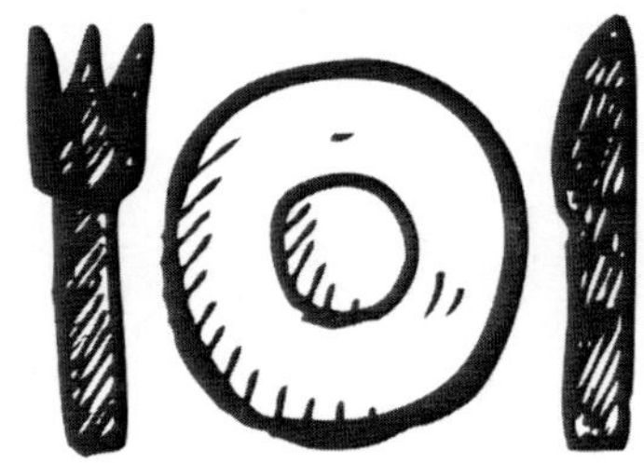

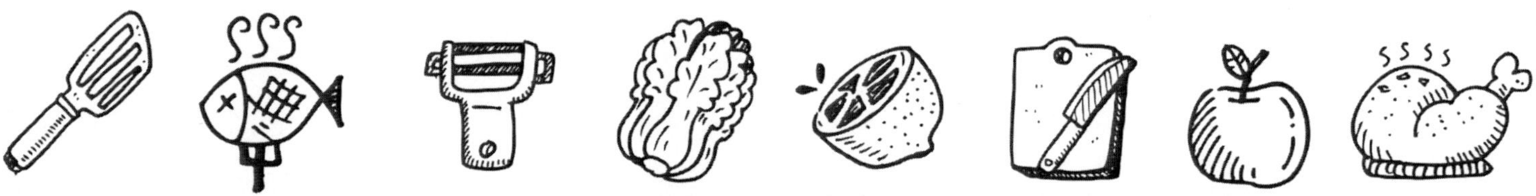

## HINWEISE

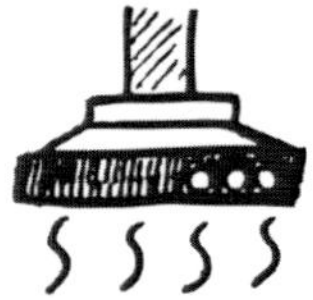

Die angegebenen Garzeiten, die die Verwendung eines Dampfdrucktopfes vorsehen, sind ohne diesen Topf mehr als doppelt so lang.

Die meisten der obigen Rezepte lassen sich natürlich auch mit Wasser statt Knochenbrühe kochen. Sie gewinnen aber durch die Knochenbrühe nicht nur beträchtlich an Geschmack, sondern sind so auch sehr viel gehaltvoller an wichtigen Nährstoffen.

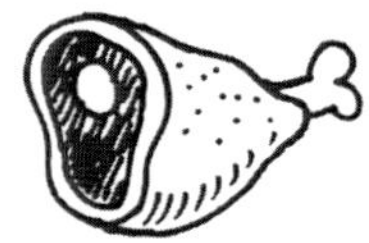

Für Frauen, die Probleme mit der Blutzuckerregulierung haben, ist es sinnvoll, die Zufuhr von Kohlenhydraten in der Schwangerschaft niedrig zu halten. Entsprechend sollten dann natürlich auch die vorliegenden Rezepte interpretiert und angepasst werden.

Wende dich gegebenenfalls für eine ausführliche Ernährungsberatung an eine kundige Hebamme, Heilpraktikerin oder eine andere, in Ernährungsfragen für die Schwangerschaft ausgebildete Fachkraft.

## KNOCHENBRÜHE

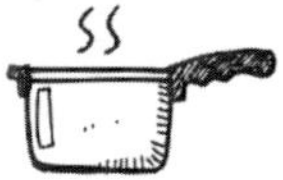

**als Grundstock für einen Eintopf für ca. 8 Personen**

- 2–4 Markknochen oder Suppenknochen (Markknochen geben der Suppe mehr gutes Fett)
- optional verschiedene Gewürze, z.B. 3 Pfefferkörner, 1 Pimentkorn, 2 Lorbeerblätter
- Wasser (so viel, dass die Knochen knapp bedeckt sind)

In einem Topf mit Wasser aufkochen und über Nacht oder mindestens 3 Stunden auf niedrigster Stufe köcheln lassen.

Vor der Verwendung die Knochen und Knorpel entfernen. Knochenmark und Fleisch mitverwenden.

Reicht die hergestellte Brühe nicht, kann man sie problemlos mit Wasser ergänzen.

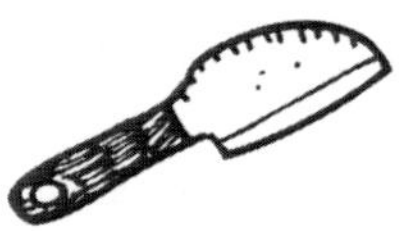

## IRISH STEW (IRISCHER EINTOPF)

**für ca. 8 Personen**

- Knochenbrühe
- 500–800 g Fleisch (Rind oder Schaf)
- 5 Kartoffeln
- 3 große Möhren
- 2 Zwiebeln
- 1 kg grüne Bohnen
- ½ kleiner Bio-Kohl
- Salz

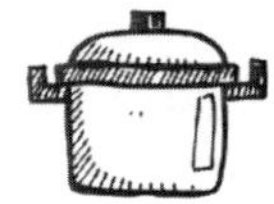

Fleisch (in Stücke geschnitten), Möhren (ganz), Zwiebeln (ganz) mit ca. einem Esslöffel Salz im Dampfdrucktopf mit der Knochenbrühe auf höchster Stufe 20 Minuten kochen lassen.

Topf öffnen (mit kaltem Wasser abspülen lässt den Druck schneller sinken), Bohnen, in Stücke geschnittenen Kohl und gewürfelte Kartoffeln hinzufügen, weitere 10 Minuten kochen lassen. Druck ablassen.

Am Schluss noch die Möhren kleinschneiden und evtl. das Fleisch, falls die Stücke noch recht groß sind. Abschmecken, ob das Salz reicht.

## UNGARISCHES GULASCH

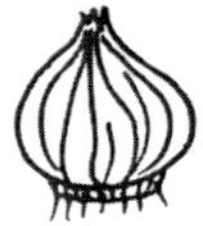

**für ca. 8 Personen**

- Knochenbrühe
- 1 kg Rindfleisch (z.B. hohe Rippe) in kleine Würfel geschnitten
- 10 Zwiebeln, in 1 cm dicke halbe Ringe geschnitten
- 3 ganze Möhren optional
- 2 ganze Tomaten
- 2 ganze Knoblauchzehen
- 2 EL edelsüßer Paprika
- Butterschmalz/Schmalz/Butter
- Salz

Fleisch im großen Dampfdrucktopf in Butterschmalz oder anderem Fett anbraten, Zwiebeln dazu und mitdünsten, alle anderen Zutaten hinzufügen (Inhalt soll knapp mit Brühe bedeckt sein), Dampfdrucktopf verschließen und auf höchster Stufe 20–25 Minuten kochen lassen. Topf öffnen, Möhren zerkleinern. Abschmecken, ob Salz reicht. Mit Salzkartoffeln oder Nudeln und Reibekäse servieren.
Hinweis: Bei kleinen Kindern den edelsüßen Paprika aus Geschmacksgründen sparsam verwenden oder ganz weglassen.

## LAUCHSUPPE

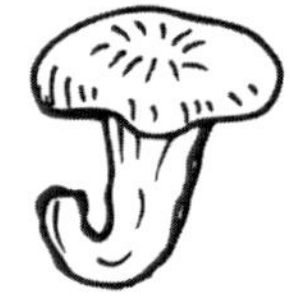

**für ca. 8 Personen**

- Knochenbrühe
- 3 Porreestangen, in Streifen geschnitten
- 2 Zwiebeln, in halbe Ringe geschnitten
- 500 g Rindergehacktes
- ca. 300 ml Creme fraiche
- ca. 300 g frische, blättrig geschnittene Champignons oder 1 Tüte Tiefkühlchampignons
- Butter zum Anbraten
- Salz

Hackfleisch in Butter anbraten, Porree, Zwiebeln und Champignons dazugeben und mitdünsten, Knochenbrühe dazu, kurz aufkochen, herunterdrehen, Creme fraiche hinzufügen, mit Salz abschmecken.

## KARTOFFELSUPPE

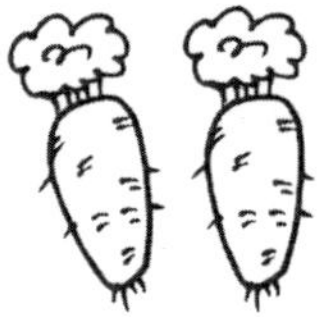

**für ca. 8 Personen**

- Knochenbrühe
- 2 kg mehlige Kartoffeln (ganz)
- 2–3 ganze Möhren
- 1 ganze Pastinake
- 1 ganze Zwiebel
- 1 Porreestange, in Streifen geschnitten
- 1 ganzes Stück Sellerie
- Salz
- Bauchspeck oder anderer Speck, gewürfelt
- optional dazu: Wiener Würstchen und Senf

Kartoffeln und das restliche Gemüse in der Brühe ca. 30 Minuten kochen lassen (bis alles weich ist). Mit Salz abschmecken. Mit dem Kartoffelstampfer stampfen, bis alles klein ist.

Den Speck in einer Pfanne auslassen, darüber gießen.

Optional mit Würstchen und Senf servieren.

## GRÜNE BOHNEN-EINTOPF

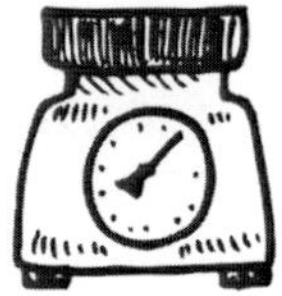

**für ca. 8 Personen**

- Knochenbrühe
- 500–750 g Rind- oder Schaffleisch im Stück (z.B. hohe Rippe)
- 2 ganze Möhren
- 1 ganze Zwiebel
- ½ Porreestange, in Streifen geschnitten
- 1 Stück Sellerie
- 1 kg Tiefkühlbohnen oder frische grüne Bohnen
- 5 Kartoffeln, in Würfeln
- Salz

Fleisch, Möhren, Zwiebel, Porree und Sellerie in der Brühe ca. 30 Minuten im Dampfdrucktopf kochen, Fleisch herausnehmen und in Würfel schneiden und, je nachdem, wie gar es schon ist, draußen lassen oder zurück in den Topf geben. Kartoffeln und Bohnen in den Topf und nochmal ca. 8 Minuten im Schnellkopftopf garen. Abschmecken.

## LINSENEINTOPF

**für ca. 8 Personen**

- Knochenbrühe
- 400 ml grüne Linsen (am Vorabend in Wasser einweichen, vor dem Verwenden Wasser weggießen)
- 4 Zwiebeln, in Ringe schnitten
- 4 TL edelsüßer Paprika
- 2 Dosen gehackte oder passierte Tomaten
- 4 Kartoffeln, gewürfelt
- 3 Möhren, gescheibt
- Tomatenpüree nach Geschmack
- Salz

Zwiebeln andünsten, Paprikapulver, Linsen, Tomaten und Brühe dazu, ca. 45 min kochen, gewürfelte Kartoffeln und Möhren dazu und noch 15 Minuten weiterkochen, mit Salz und Tomatenpüree abschmecken.

Wie für das Ungarische Gulasch gilt auch hier: Edelsüßer Paprika und Kleinkinder vertragen sich nicht immer.

## ASIATISCH

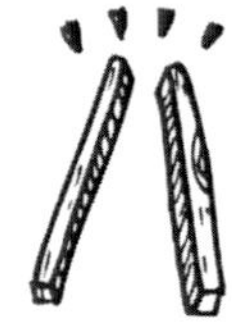

**für ca. 8 Personen**

- Knochenbrühe
- 500 g Hühnerbrust (oder auch teils Schwein, teils Huhn), in Streifen geschnitten
- 2 große Zwiebeln
- Champignons (frisch oder Tiefkühlware)
- verschiedenes Gemüse (z.B. Paprika, Zucchini, grüne Bohnen, Brokkoli und/oder Fertig-Wokmischung etc.)
- Butter oder hochwertiges Woköl/Erdnussöl
- Curry, evtl. Essig und Sojasoße nach Geschmack, Salz

Fleisch in der Pfanne anbraten, Gemüse nacheinander dünsten. Das fertig Gebratene/Gedünstete in einem großen Topf sammeln.

Brühe und Gewürze hinzufügen, abschmecken.

Mit Klebereis (Basmati- oder Jasminreis) servieren.

## BRATHERINGE

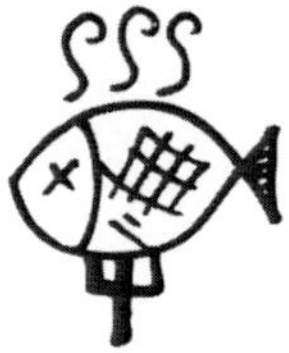

**für ca. 8 Personen**

- ca. 600 g frische Heringsfilets (alternativ frische Makrelen- oder Sardinenfilets)
- 1 Zitrone
- Mehl
- Salz
- Butter oder Butterschmalz

Heringsfilets auf einem großen Brett oder flachen Teller ausbreiten, mit Zitronensaft beträufeln, von beiden Seiten in Mehl wälzen, in der Pfanne von beiden Seiten ca. 30–60 Sekunden anbraten, salzen und auf einem zugedeckten Teller warmhalten.

Möglichst frisch zubereitet und heiß mit Salzkartoffeln oder Kartoffelbrei und Salat oder Gemüse (z.B. gekochte Möhren) servieren.

## KARTOFFELBREI

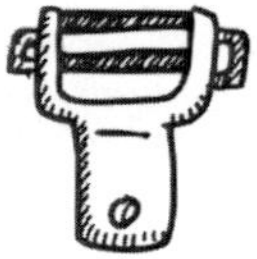

**für ca. 8 Personen**

- 1,5–2 kg mehlige Kartoffeln
- Milch
- ½ Zwiebel
- Salz, Pfeffer, Muskat

Kartoffeln schälen, mit Salz kochen (im Dampfdrucktopf 10–15 Minuten, sonst 30 Minuten).

Mit der Kartoffelpresse oder dem Kartoffelstampfer zu Brei verarbeiten. Milch auf ca. 40 °C erwärmen und so viel zugeben, bis der Brei die richtige Konsistenz hat.

Rohe Zwiebel fein würfeln, zugeben, mit den Gewürzen abschmecken.

Schmeckt, evtl. zusammen mit einem Salat, gut zu Bratheringen, Fischstäbchen oder Gehacktesbällchen.

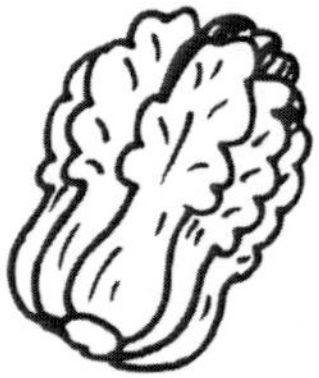

## APFEL-MÖHREN-ROHKOST (DESSERT ODER BEILAGE)

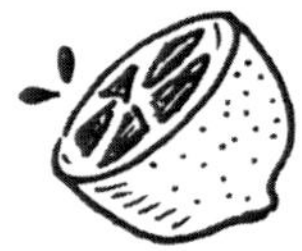

**für ca. 4 Personen**

- 3–4 große Möhren
- 2 große Äpfel
- Saft einer Zitrone

Möhren und Äpfel schälen und reiben, Zitronensaft hinzugeben und umrühren.

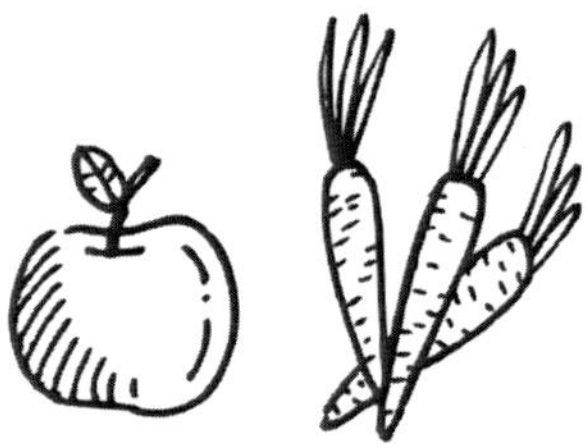

## KÖNIGSBERGER DORSCHFILET

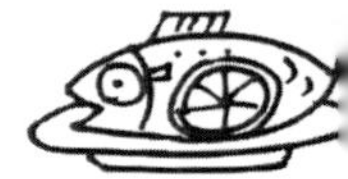

**für ca. 4 Personen**

- ca. 800 g Dorschfilet
- Saft von 1-2 Zitronen
- 2 EL Butter
- 2 EL Mehl
- ⅛ Liter Milch
- 200 ml Sahne
- Salz und Pfeffer

Die Dorschfilets mit Zitronensaft beträufeln, salzen und in Würfel schneiden.

Die Butter in einem Topf erhitzen, das Mehl darin anschwitzen und mit der Milch und Sahne ablöschen. 5 Minuten kochen lassen. Salzen und pfeffern und die Dorschwürfel darin ca. 10 Minuten gar ziehen lassen.

Dazu schmecken Reis, Reisnudeln oder Kartoffeln. Als Gemüsebeilage passen Spinat, Mangold, gekochte Möhren oder ein grüner Salat.

## FISCHSTÄBCHEN

**für ca. 4 Personen**

- ca. 800 g Dorsch oder Seelachs
- Saft von 1–2 Zitronen
- Salz
- Paniermehl/Semmelbrösel
- Butter zum Braten

Fisch in Streifen schneiden, mit Zitronensaft beträufeln, in Paniermehl wälzen, in der Pfanne braten, salzen.

Dazu passen z.B. Kartoffeln und Quark oder Kartoffelbrei und ein Rohkostsalat.

## KRAUTPFANNE

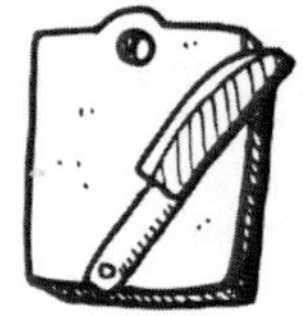

**für ca. 8 Personen**

- Knochenbrühe
- 1 Kopf Weißkohl
- 600 g Gehacktes
- 1 Zwiebel
- 3 Eier
- Kreuzkümmel
- Salz
- Butter

Kohl in Stücke scheiden, in Butter dünsten, Knochenbrühe dazugeben und mit Salz abschmecken.

Gehacktesbällchen aus Zwiebel, Gehacktem, Eiern und Gewürzen zubereiten, formen und bei Mittelhitze 15 Minuten köcheln lassen, bis alles gar ist.

Mit Salzkartoffeln servieren.

## KARTOFFELN UND QUARK

**für ca. 8 Personen**

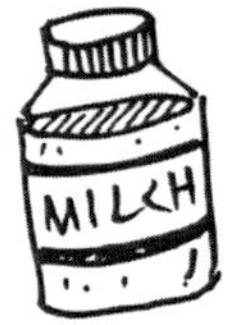


- knapp 2 kg Kartoffeln
- 1 kg Quark
- Milch
- ½ Zwiebel, feingewürfelt
- Salz, Pfeffer

Kartoffeln schälen und mit Salz kochen. Quark mit Milch zu einer cremigen Masse verrühren. Bei Magerquark einen Teil der Milch durch Sahne ersetzen. Zwiebel und Gewürze hinzufügen.

Zum Beispiel mit Leberwurst, Fischstäbchen oder Bratheringen servieren.

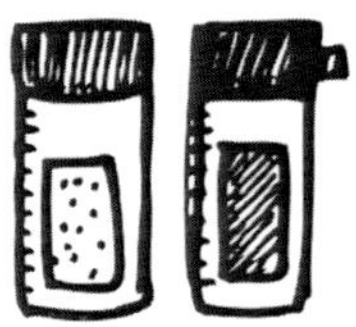

## NUDELN MIT TOMATENSOßE

**für ca. 8 Personen**

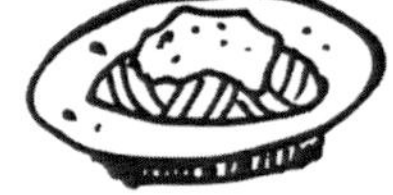

- ca. 100 g Butter
- 3 EL Mehl
- 2 große Zwiebeln
- 1 Päckchen passierte Tomaten
- ca. 6 frische, blättrig geschnittene Champignons
- Knochenbrühe (so viel, bis die richtige Konsistenz erreicht ist)
- Tomatenmark zum Abschmecken
- Salz
- 500 g Nudeln
- Käse zum Darüberreiben
- Fleischwurst oder Speck

Butter in einem kleineren Topf schmelzen, Zwiebeln und Champignons darin dünsten, Mehl dazu und kurz mit anschwitzen.

Brühe und passierte Tomaten hinzufügen, ca. 10 Minuten köcheln lassen, mit Salz und Tomatenmark abschmecken.

Nudeln kochen. Fleischwurst bzw. Speck anbraten und dazu servieren.

# HÜHNERFRIKASSEE

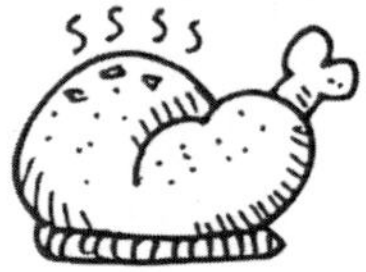

**für ca. 8 Personen**

- 1 Huhn, wenn möglich mit Innereien
- 3 große ganze Möhren
- 1 ganze Zwiebel
- ½ Porreestange
- Salz
- Wasser

Alles zusammen im Dampfdrucktopf 25 Minuten kochen. Dann Huhn und Gemüse aus der Brühe holen und alles kleinschneiden. Fleisch von den Knochen trennen und kleinschneiden und alles in einer Schüssel sammeln.

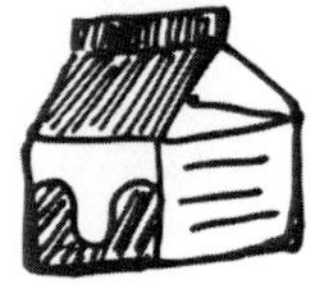

- 100 g Butter
- ca. 6 blättrig geschnittene Champignons
- 100 g Mehl
- Saft einer Zitrone
- ½ Liter Sahne
- 3 Eigelbe

Butter in einem großen Topf schmelzen, Champignons darin dünsten. Mehl dazu und leicht bräunen lassen, Brühe dazugeben, verrühren und noch mal kurz aufkochen lassen. Das klein geschnittene Fleisch und Gemüse dazugeben.

Saft einer Zitrone hinzugeben. Sahne und Eigelb verquirlen und zugeben. Mit Salz abschmecken.

## HÜHNERSUPPE

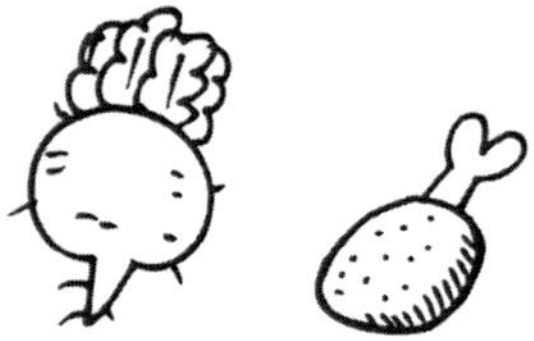

**für ca. 8 Personen**

- 1 Huhn, wenn möglich mit Innereien
- 3–4 ganze Möhren
- 1 Kinderfaust-großes Stück Sellerie
- 1 ganze Zwiebel
- ½ Porreestange
  3–4 Pfefferkörner
- Salz
- Wasser
- 1 kleine Dose Mais optional
- Suppennudeln

Alles zusammen im Dampfdrucktopf 25 Minuten kochen. Dann Huhn und Gemüse aus der Brühe holen und alles kleinschneiden, Fleisch von den Knochen trennen und kleinschneiden. (Das Huhn ist gar, wenn sich die Flügelknochen leicht ablösen lassen.)

Alles wieder in die Brühe geben. Den Mais dazu. Abschmecken, ob genug Salz dran ist.

Dazu Suppennudeln reichen.

## MAMAS SPEZIAL-NÄHRSTOFFBOMBE FÜR DIE STILLZEIT

**für 1 Person**

- 250 g Quark (40 oder 50% Fett)
- 2–3 Eigelbe
- Saft und abgeriebene Schale einer unbehandelten Zitrone
- 1 Teelöffel Rohrohrzucker

Verrühren und genießen.

Dieses Rezept war über Wochen während der intensiven (Tandem-) Stillzeit in den ersten Monaten nach der Geburt unseres vierten Kindes täglich mein abendliches Dessert.

Hinweis: Auch größeren Geschwisterkindern schmeckt Mamas Spezial ausgezeichnet.

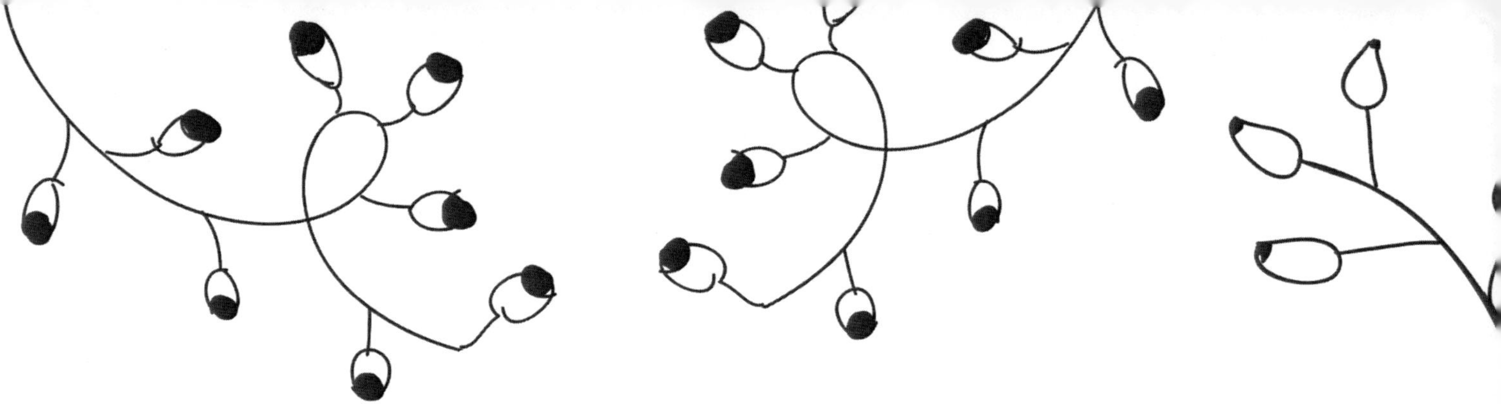

# ANHANG

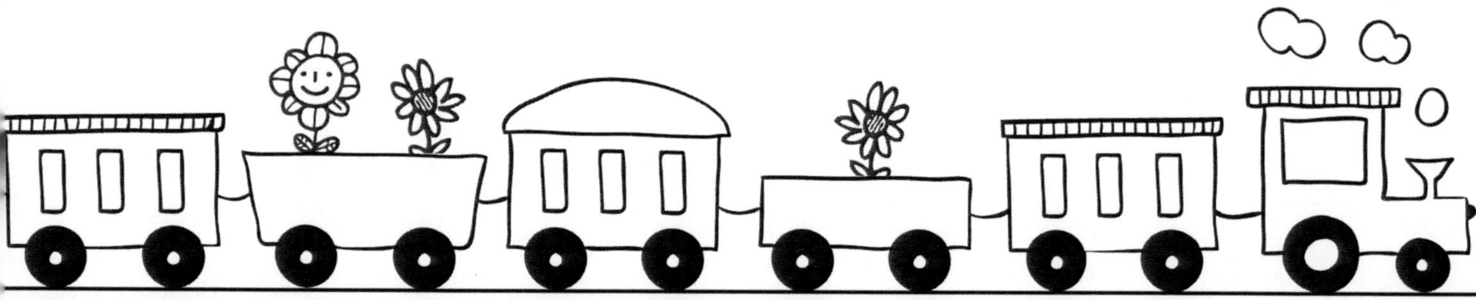

# GLOSSAR

**B-Streptokokken** gelten als Bakterien, die normalerweise den Darmtrakt besiedeln. Bei 15–25% der Frauen kommen sie auch, meist vorübergehend, im Enddarm oder der Scheide vor. Ihre Anwesenheit kann darauf hindeuten, dass die natürliche Schleimhaut- und Scheidenflora nicht ganz im Gleichgewicht ist. Eine stärkere Besiedlung mit B-Streptokokken (die sich oft auch in Harnwegsinfekten bemerkbar macht) steht im Zusammenhang mit Neugeboreneninfektionen und Frühgeburtlichkeit. Ein alleiniger positiver B-Streptokokken-Test ist allerdings nicht in der Lage, eine Neugeboreneninfektion oder Frühgeburt vorherzusagen. Diese tritt auch bei positivem B-Streptokokken-Test nur in seltenen Fällen (ca. 1% aller Frauen, die positiv auf B-Streptokokken getestet wurden) auf.

**Beckenendlage**, abgekürzt BEL, bedeutet, dass das Baby zum Ende der Schwangerschaft hin mit dem Po oder den Füßen nach unten liegt, anstatt sich, wie die meisten Babys, mit dem Kopf nach unten zu drehen.

**CTG** ist die Abkürzung für Cardiotokographie, zu deutsch: Herzton-Wehenschreiber. Das CTG ist ein Apparat, der die kindlichen Herztöne sowie eventuelle Gebärmutterkontraktionen aufzeichnet. Dafür werden zwei Abnehmer mithilfe eines Gürtels am Bauch der Schwangeren befestigt. In der Schwangerschaft und unter der Geburt wird anhand von CTG-Aufzeichnungen versucht, den Zustand des Ungeborenen zu beurteilen. Leider hat die Technik ihre Begrenzungen, da die kindlichen Herztöne nur begrenzt Schlüsse auf den Zustand des Kindes zulassen. Jedenfalls hat die flächendeckende Einführung des CTGs an den Kliniken zu keiner messbaren Verbesserung für die Neugeborenen geführt. Die Technik scheint dagegen dazu beizutragen, dass die Kaiserschnittrate in den letzten Jahrzehnten enorm angestiegen ist und heute bei ca. 31% liegt. Als Alternative, vorwiegend bei außerklinischen Geburten, überprüfen Hebammen die Herztöne auch mit einem Doppler-Handgerät oder einem Hörrohr. Das CTG sowie der Doppler verwenden für ihre Messungen Ultraschall.

**Fleischbrüste:** Volkstümliche Bezeichnung für große Brüste, die angeblich keine Milch geben, sondern in der Vorstellung der Leute vor allem aus Fleisch und weniger aus Milchdrüsen bestehen.

**Gelbkörperphase:** Als Gelbkörperphase wird die zweite Zyklushälfte vom Eisprung bis zum Einsetzen der Regel bezeichnet. Der Gelbkörper bildet sich im Eierstock nach dem Eisprung aus der ehemaligen Hülle des gesprungenen Eies. Er produziert Hormone, die die Gebärmutterschleimhaut auf die Einnistung eines befruchteten Eies vorbereiten. Findet keine Befruchtung statt, geht der Gelbkörper zugrunde. Hat eine Befruchtung stattgefunden, stellt der Gelbkörper weiter Hormone her, und sorgt damit in der ersten Zeit für die Aufrechterhaltung der Schwangerschaft. Bei einer Gelbkörperschwäche ist die Gelbkörperphase regelmäßig verkürzt (kürzer als 10 Tage) und das Schwangerwerden erschwert.

**Gestose:** Dieser Begriff fasst verschiedene Krankheiten in der Schwangerschaft zusammen, deren genaue Entstehung bisher unklar ist. Gemeinsam scheint diesen Erkrankungen aber zu sein, dass sie aus einer Überforderung des mütterlichen Organismus mit der Belastung der Schwangerschaft resultieren. Man unterscheidet Frühgestosen (extreme Übelkeit und starkes Erbrechen in der Frühschwangerschaft) von Spätgestosen (erhöhter Blutdruck, Eiweiß im Urin, starke Wassereinlagerungen, Kopfschmerzen bis hin zu Krampfanfällen).

**Glukosetoleranz:** Damit beschreibt man, wie der Körper auf die Zufuhr von Glukose reagiert. Ist die Glukosetoleranz gestört, schafft es der Körper nicht, den aufgenommenen Zucker in einer gewissen Zeit in die Zellen zu transportieren. Ein über die Norm erhöhter Blutzuckerspiegel ist die Folge. Die Glukosetoleranz als Hinweis auf einen Schwangerschaftsdiabetes zu testen, geschieht mithilfe des Glukosetoleranztests und ist Bestandteil der regulären Schwangerenvorsorge. Dafür muss die Frau eine bestimmte Menge Zucker (Glukose) in Wasser gelöst trinken. Nach einer halben Stunde wird der Blutzucker gemessen. In der Realität ist dieser Test allerdings nicht sehr zuverlässig und kann auch dazu führen, dass der Kreislauf zusammenbricht oder die Frau sich sehr elend fühlt. Besteht ein Verdacht auf eine gestörte Blutzuckerregulation, eignet sich die Erstellung eines Blutzuckerprofils besser und ist obendrein verträglicher. Dafür misst man den Blutzucker früh nüchtern und dann nach den Mahlzeiten.

**Hebammencocktail:** Er besteht vorwiegend aus Schnaps und Rizinus und gilt als natürliches Einleitungsmittel. Rizinus regt nicht nur die Darmtätigkeit an, sondern kann auch dazu führen, dass die Schwangerschaft „abgestoßen" wird. Es hat einen ähnlichen unsteuerbaren Effekt wie bestimmte Medikamente (Prostaglandine), die im Krankenhaus zur Geburtseinleitung verwendet werden. Wie der Cocktail im Einzelfall wirkt, lässt sich nicht vorhersehen. Von gar keiner Wirkung, einem normalen Geburtsbeginn, bis seltener schweren Krämpfen und sogar vorzeitiger Plazentaablösung ist alles möglich.

**Kegel-Übungen** sind nach Arnold H. Kegel (1894–1981) benannte Übungen zur Kräftigung der Beckenbodenmuskulatur. Dabei zieht man die Muskeln des Beckenbodens nach oben, als ob man beim Wasserlassen den Strahl anhalten wollte. Dort hält man die Spannung ein paar Sekunden, bevor man langsam und kontrolliert wieder entspannt. Die Übung soll für einen guten Effekt regelmäßig wiederholt werden.

**Phytinsäure** ist Bestandteil von Getreidekörnern, Bohnen, Nüssen und Samen und kommt vorwiegend in der äußeren Kornschicht, der Kleie vor. Sie dient der Pflanze als Mineralstoffspeicher für das Wachstum des Keimlings. Aufgrund der komplexbildenden Eigenschaften von Phytinsäure bindet sie Mineralstoffe im menschlichen Darm an sich und macht sie so für den menschlichen Körper unzugänglich. Durch Kochen, Säuern, Rösten und Keimenlassen lässt sich der Gehalt an Phytinsäure bei der Nahrungszubereitung deutlich senken.

**Schwangerschaftsdiabetes** ist eine messbare, andauernde Störung der Blutzuckerregulation während der Schwangerschaft. Die Erkrankung liegt oft unbemerkt bei bereits übergewichtigen Frauen vor. Als vorbeugend gilt eine zucker- und kohlenhydratarme Ernährung. Ist der Blutzucker nicht durch Lebensstilveränderungen in den Griff zu bekommen, kann es notwendig sein, Insulin zu spritzen. Ein unbehandelter Schwangerschaftsdiabetes, aber auch schon leichte Blutzuckerregulationsstörungen (grenzwertig normale Blutzuckerwerte) können dazu führen, dass sehr schwere Babys geboren werden.

**Sternengucker:** Wird ein Baby geboren, schaut sein Gesicht nach der Geburt des Kopfes normalerweise in Richtung Gesäß der Mutter. Bei einer Sternenguckergeburt dagegen schaut es nach vorn. Der Begriff Sternengucker entstand, weil das Baby sozusagen zu den Sternen hinaufschaut, wenn die Frau bei der Geburt, wie in den Kliniken üblich, im Liegen oder Halbsitzen entbindet.

**Zyklus:** Der weibliche Zyklus hat eine Länge von 23–35 Tagen. Man unterteilt ihn in zwei Phasen: Die Eibläschenreifungsphase und die Gelbkörperphase. Dazwischen findet, gesteuert durch hormonelle Vorgänge, der Eisprung statt. Während die Länge der Eibläschenreifungsphase je nach Lebensphase, Alter und Umständen sehr unterschiedlich sein kann, hat die Gelbkörperphase eine recht stabile Länge von 10–16 Tagen.

## WICHTIGE QUELLEN


Barrett L: Birth Video Of A Breech Baby. http://www.homebirth.net.au/2008/04/breech-birth.html, 2008 Apr 16. (abgerufen am 14.5.2014)

Bauer I: Es geht auch ohne Windeln. Kösel Verlag, München 2004.

Bensel J: Was sagt mir mein Baby, wenn es schreit? Oberstebrink Verlag, Ratingen 2003.

Bercik P: The Intestinal Microbiota Affect Central Levels of Brain-Derived Neurotropic Factor and Behavior in Mice. Gatroenterology, 2011 Aug, 141(2), p. 599-609.e1-3.

Buchwald G: Impfen – Das Geschäft mit der Angst. Emu Verlag, Lahnstein 2008.

Bumgarner NJ: Wir stillen noch. La Leche-Liga Deutschland, München 1996.

Eirich M: Luxus Privatgeburt. edition riedenburg, Salzburg 2009.

Gaskin IM: Die selbstbestimmte Geburt. Kösel, München 2004.

Graf FP: Kritik der Arzneiroutine bei Schwangeren und Kleinkindern. Sprangsrade Verlag, Ascheberg 2010.

Kirkilionis E: Ein Baby will getragen werden. Kösel, München 1999.

Lauener RP et al: Expression of CD14 and Toll-like receptor 2 in farmers' and non-farmers' children. ALEX-Study Group, Lancet, 2002 Aug 10, 360(9331), p. 465-6.

Lothrop H: Das Stillbuch. Kösel, München 1980.

Malteser Arbeitsgruppe NFP: Natürlich und sicher: Das Praxishandbuch. Trias, Stuttgart 2011.

Mendelsohn RS: Wie Ihr Kind gesund aufwachsen kann... auch ohne Doktor. Mahajiva Verlag, Holthausen 1990.

Mongan MF: Hypnobirthing. Mankau Verlag, Burgrain 2009.

Nagel R: Karies heilen. Golden Child Publishing, Ashland, Oregon (USA) 2013.

Odent M: Es ist nicht egal, wie wir geboren werden, Risiko Kaiserschnitt. Walter, Düsseldorf/Zürich 2005.

Odent M: Geburt und Stillen: Über die Natur elementarer Erfahrungen. Becksche Reihe, München 2010.

Price WA: Nutrition and Physical Degeneration. Price-Pottenger Nutrition Foundation, Lemon Grove, California (USA) 2010.

Rockenschaub A: Gebären ohne Aberglaube. Aleanor Verlag, Lauter 1998.

Schmid S: Alleingeburt – Schwangerschaft und Geburt in Eigenregie. edition riedenburg, Salzburg 2014.

Schmid V: Der Geburtsschmerz. Hippokrates, Stuttgart 2011.

Sutton J & Scott P: Die Optimierung der Kindslage. Hippokrates, Stuttgart 2010.

Tully G: www.spinningbabies.com. Maternity House Publishing, Minneapolis, Minnesota (USA), 2012. (abgerufen am 27.3.2014)

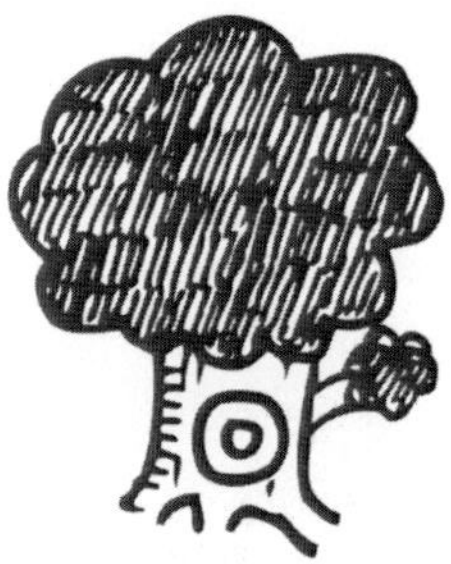

**Bibliografische Information der Deutschen Nationalbibliothek**
Die Deutsche Nationalbibliothek verzeichnet diese Publikation in der Deutschen Nationalbibliografie; detaillierte bibliografische Daten sind im Internet über http://dnb.d-nb.de abrufbar.

**Geschlechtsneutrale Schreibweise**
Das vorliegende Buch verwendet meistens eine geschlechtsneutrale Schreibweise. Wenn z.B. vom „Arzt" die Rede ist, wird hierunter auch die „Ärztin" verstanden.



**Haftungsausschluss**
Die persönliche Betreuung in Gesundheitsfragen und während einer Schwangerschaft oder Geburt sollte immer durch entsprechendes Fachpersonal geleistet werden. Die Hinweise und Vorschläge in diesem Buch sind kein Ersatz für medizinischen Rat. Im Zweifelsfall befragen Sie bitte Hebamme, GynäkologIn, Arzt/Ärztin oder ApothekerIn. Teile des vorliegenden Buches basieren (unter anderem) auf zahlreichen persönlichen Angaben, die zur Wahrung der authentischen Wiedergabe inhaltlich von uns nicht modifiziert wurden. Weder Autorin, Lektoren noch Verlag können für eventuelle Nachteile oder Schäden, die aus den im Buch vorgestellten Informationen resultieren, eine Haftung übernehmen. Eine Haftung der Autorin bzw. des Verlags und seiner Beauftragten für Personen-, Sach- und Vermögensschäden ist ebenfalls ausgeschlossen. Alle Angaben erfolgen ohne Gewähr. Sollten sich trotz sorgfältiger Korrektur Fehler eingeschlichen haben, erbitten wir weiterführende Hinweise darauf. Wenden Sie sich in diesem Fall bitte schriftlich an den Verlag.

**Markenschutz**
Dieses Buch enthält eingetragene Warenzeichen, Handelsnamen und Gebrauchsmarken. Wenn diese nicht als solche gekennzeichnet sein sollten, so gelten trotzdem die entsprechenden Bestimmungen.

Originalausgabe, Mai 2014
Sarah Schmid: Babyzauber – Dein persönlicher Begleiter für eine entspannte Schwangerschaft, Geburt und erste Babyzeit


Anschrift edition riedenburg, Anton-Hochmuth-Straße 8, 5020 Salzburg, Österreich
E-Mail verlag@editionriedenburg.at
Internet editionriedenburg.at

Lektorat Dr. Heike Wolter, Regensburg; Anna Rockel-Loenhoff, Unna

Fotonachweis Cover: Babybauch mit Gießkanne: © DoraZett - Fotolia.com

Fotonachweis Buchinnenseiten: Garten-Zeichnungen © dikaya888 - Fotolia.com; Gerissenes Papier der Kapitelseiten: © Maksim Pasko - Fotolia.com; gezeichnete Icons: © notkoo2008 - Fotolia.com; Notizblätter: © picsfive - Fotolia.com; hockender Frosch: © evarin20 - Fotolia.com; Rosette: © arsica - Fotolia.com; Wellen: © lukeruk - Fotolia.com; Wiesen und Verliebte: © Microstockfish - Fotolia.com; Babywäsche: © kytalpa - Fotolia.com; Gras unter Wäscheleine: Gras: © iadams - Fotolia.com

Umschlaggestaltung, Satz und Layout: edition riedenburg

Herstellung: Books on Demand GmbH, Norderstedt

**ISBN 978-3-902943-48-4**

## Buchreihen

Ich weiß jetzt wie! Reihe für Kinder bis ins Schulalter
SOWAS! – Kinder- und Jugend-Spezialsachbuchreihe
Verschiedene Alben für verwaiste Eltern und Geschwister

## Einzeltitel

Alleingeburt – Schwangerschaft und Geburt in Eigenregie
Alle meine Tage – Menstruationskalender
Alle meine Zähne – Zahnkalender für Kinder
Annikas andere Welt – Psychisch kranke Eltern
Ausgewickelt! So gelingt der Abschied von der Windel
Baby Lulu kann es schon! – Windelfreies Baby
Babymützen selbstgemacht! Ganz einfach ohne Nähen
Babyzauber – Album für Schwangerschaft, Geburt und erste Babyzeit
Besonders wenn sie lacht – Lippen-Kiefer-Gaumenspalte
Brüt es aus! Die freie Schwangerschaft
Das doppelte Mäxchen – Zwillinge
Das große Storchenmalbuch mit Hebamme Maja
Das Wolfskind auf der Flucht – Zweiter Weltkrieg
Der Kaiserschnitt hat kein Gesicht – Fotobuch
Der Wuschelfloh, der fliegt aufs Klo! – Spatzenkind ohne Windel
Die Josefsgeschichte – Biblisches von Kindern für Kinder
Drei Nummern zu groß – Kleinwuchs
Egal wie klein und zerbrechlich – Erinnerungsalbum
Ein Baby in unserer Mitte – Hausgeburt und Stillen
Finja kriegt das Fläschchen – Für Mamas, die nicht stillen
Frauenkastration – Fachwissen und Frauen-Erfahrungen
In einer Stadt vor unserer Zeit – Regensburg-Reiseführer
Jutta juckt's nicht mehr – Hilfe bei Neurodermitis
Konrad, der Konfliktlöser – Clever streiten und versöhnen
Lass es raus! Die freie Geburt
Leg dich nieder! Das freie Wochenbett
Lilly ist ein Sternenkind – Verwaiste Geschwister
Lorenz wehrt sich – Sexueller Missbrauch
Luxus Privatgeburt – Hausgeburten in Wort und Bild
Machen wie die Großen – Rund ums Klogehen
Maharishi Good Bye – Tiefenmeditation und die Folgen
Mama und der Kaiserschnitt – Kaiserschnitt
Mamas Bauch wird kugelrund – Aufklärung für Kinder
Manchmal verlässt uns ein Kind – Erinnerungsalbum
Mein Sternenkind – Verwaiste Eltern
Meine Folgeschwangerschaft – Schwanger nach Verlust
Meine Wunschgeburt – Gebären nach Kaiserschnitt
Mit Liebe berühren – Erinnerungsalbum
Nasses Bett?– Nächtliches Einnässen
Nino und die Blumenwiese – Nächtliches Einnässen, Bilderbuch
Oma braucht uns – Pflegebedürftige Angehörige
Oma war die Beste! – Trauerfall in der Familie
Papa in den Wolken-Bergen – Verlust eines nahen Angehörigen
Pauline purzelt wieder – Übergewichtige Kinder
Regelschmerz ade! Die freie Menstruation
So klein, und doch so stark! – Extreme Frühgeburt
So leben wir mit Endometriose – Hilfe für betroffene Frauen
Soloschläfer – Erholsamer Mutter-Kind-Schlaf ohne Mann
Still die Badewanne voll! Das freie Säugen
Stille Brüste – Das Fotobuch für die Stillzeit und danach
Tragekinder – Das Kindertragen Kindern erklärt
Und der Klapperstorch kommt doch! – Kinderwunsch
Und wenn du dich getröstet hast – Erinnerungsalbum
Unser Baby kommt zu Hause! – Hausgeburt
Unser Klapperstorch kugelt rum! – Schwangerschaft
Unsere kleine Schwester Nina – Babys erstes Jahr
Volle Hose – Einkoten bei Kindern